体医融合背景下城乡老年人体质健康的差异及其干预实验研究

郭 文 著

U0338628

湘潭大学出版社

图书在版编目（CIP）数据

体医融合背景下城乡老年人体质健康的差异及其干预
实验研究 / 郭文著. -- 湘潭：湘潭大学出版社，
2022.11
　　ISBN 978-7-5687-0920-0

　　Ⅰ．①体… Ⅱ．①郭… Ⅲ．①老年人－健康状况－区
域差异－研究－中国　Ⅳ．①R161.7

　　中国版本图书馆 CIP 数据核字（2022）第 208870 号

体医融合背景下城乡老年人体质健康的差异及其干预实验研究

TIYI RONGHE BEIJINGXIA CHENGXIANG LAONIANREN TIZHI JIANKANG
DE CHAYI JIQI GANYU SHIYAN YANJIU

郭文　著

责任编辑：王亚兰
封面设计：夏茜旸
出版发行：湘潭大学出版社
社　　址：湖南省湘潭大学工程训练大楼
电　　话：0731-58298960 0731-58298966（传真）
邮　　编：411105
网　　址：http://press.xtu.edu.cn/
印　　刷：长沙创峰印务有限公司
经　　销：湖南省新华书店
开　　本：710 mm×1000 mm 1/16
印　　张：15
字　　数：245 千字
版　　次：2022年11月第1版
印　　次：2023年1月第1次印刷
书　　号：ISBN 978-7-5687-0920-0
定　　价：68.00 元

前　言

随着社会经济的发展，人口老龄化成为了全球亟待解决的重大社会问题。人口老龄化是总人口数量中青年人口数量逐渐减少、老年人口数量逐渐增加，并且老年人口占人口总数的比例随之增长的动态过程。1956 年，联合国《人口老龄化及其社会经济后果》发布了人口老龄化的划分标准，将 60 岁以上老年人口达到一个国家或地区总人口的 10％称为老龄化；1982 年，维也纳老龄问题世界大会确定 65 岁及以上老年人占一个国家或地区总人口的 7％，视为该国家或地区进入老龄化社会（邬沧萍 等，2012）。基于此，一般认为，发达国家 65 岁及以上人口占总人口的 7％，发展中国家 60 岁及以上人口达到总人口的 10％，可认为该国家或地区进入了人口老龄化。目前，我国是世界上老龄人口最多、老龄化速度最快的国家之一。2006 年 2 月，全国老龄工作委员会办公室首次对外发布的《中国人口老龄化发展趋势预测研究报告》预计，我国人口老龄化将伴随 21 世纪始终，头 20 年将是"快速老龄化"阶段，随后的 30 年为"加速老龄化"阶段，其后的 50 年则达到"稳定的重度老龄化"阶段。另外，2021 年 5 月，国家统计局、国务院第七次全国人口普查领导小组办公室联合发布的《第七次全国人口普查公报（第五号）》显示，我国 60 岁及以上的老年人达 2.64 亿，占人口总数的 18.70 ％，其中 65 岁及以上占 13.50％。进入老年期后，随着基础代谢能力、机能的衰退，老年人的内分泌腺功能随之发生变化，心脏泵血功能逐渐衰退，使得随着年龄的增加，老年人不仅体质健康会逐渐下降，还会增加各类慢性病的发病率。而且，体质健康状况不佳会对老年人带来不良的后果，不仅导致老年人生活质量下降、残疾、丧失独立生活能力甚至死亡，而且还可能使得医疗保健和社会护理的需求快速增长（e.g.，詹婧 等，2018；lair et al.，2016；Pedrero-Chamizo et al.，2015），给老年人个人、家庭和社会带来沉重的负担。在我国，65 岁以上老年人的医疗费用支出约是青年人医疗费用支出的 3 倍，而且 60 岁及以上的老年人不需要缴纳医疗保险，但心血管疾病、癌症等老年疾病的患病率却在不断地增加，使得我国医疗保险基金支出加大，运行风险增加。

改革开放以来，我国经济的持续、快速增长，不仅显著提升了经济实力和综合国力，也极大地改善了城乡居民的生活水平与生活质量。而且，为了改变城乡二元结构，2002 年，党的十六大提出了统筹城乡经济社会发展的战略；2004 年，党的十六届四中全会进一步提出了"两个趋向"的论断，确定了"工业反哺农业、城市支持农村"的方针，为统筹城乡经济社会发展指明了政策方向；2013 年，党的十八届三中全会则强调，必须健全体制机制，形成以工促农、以城带乡、工农互惠、城乡一体的新型工农城乡关系；2017 年，党的十九大首次提出了乡村振兴战略；2018 年，中央一号文件提出坚持城乡融合发展。但是，作为世界人口最多的国家，我国在很长时期内依然会存在城乡二元结构的特征（张军涛 等，2021；檀学文，2018）。在城乡二元经济结构下，一方面，我国农村与城市相比，无论是体育基础设施建设、体育公共服务投入，还是居民收入、体育消费等方面都有很大差距；另一方面，城乡老年人之间受教育程度、工作性质、经济收入、居住环境、体育锻炼习惯、生活条件、饮食结构、疾病预防、医疗保障等多方面的差异，使得农村老年人的身体形态好于同龄城市老年人，但城市老年人的身体机能、身体素质则优于同龄农村老年人。因此，需要有针对性地探讨城乡老年人体质健康差异的现状、差异产生的原因，并对城乡老年人的体质健康状况进行有针对性的干预，从而为国家体育、卫生等部门有效制定体质健康促进政策法规、缩小城乡老年人体质健康的差距提供理论与实践依据。

健康是民生的第一要素，是关系到广大人民群众切身利益的第一民生。我国党和政府历来重视人民群众的体质健康，尤其是近年来习近平总书记始终高度重视体育运动的发展，将体育与国家发展、民族振兴紧密联系在一起，多次强调"没有全民健康，就没有全面小康①""体育强则中国强，国运兴则体育兴②""发展体育事业不仅是实现中国梦的重要内容，还能为中华民族伟大复兴提供凝心聚气的强大精神力量③"。2020年9月，习近平总书记主持召开教育文化卫生体育领域专家代表座谈会，强调"要推动健康关口前移，建立体育和卫生健康等部门协同、全社会共同参与的运动促进健康新模式"。这一重要论述与《国家积极应对人口老龄化中长期规划》（2019年）、《全民健身计划（2021—2025年）》（国发〔2021〕11号）、《"十四五"体育发展规划》（2021年）、《健康中国行动（2019—2030年）》（2019年）、《体育强国建设纲要》（国办发〔2019〕40号）、《"健康中国2030"规划纲要》（2016年）等系列体质健康促进政策法规精神一脉相承，再次肯定了体医融合在疾病防治和健康促进中的关键作用。基于此，本研究探讨了体医融合背景下城乡老年人体质健康的差异及其干预实验研究，研究结果可为《中共中央　国务院关于加强新时代老龄工作的意见》（国务院公报2021年第34号）提出的"在城乡社区加强老年健康知识宣传和教育，提升老年人健康素养"、国家体育总局《关于进一步做好老年人体育工作的通知》（2022年）提出的"开展老年人体医、体养融合的研究与探索，为老年人提供体质测定、慢性病防治、运动营养等方面的服务"等政策目标提供理论和实践基础。而且，我国人口老龄化具有老年人口规模巨大、老龄化出现时间短，而且老龄化发展迅速、地区不平衡、城乡倒置显著、女性老年人口数量多于男性、老龄化超前于现代化等特征，然而城乡老年人体质健康差异的问题是伴随我国社会经济、科技的快速发展以及生活形态的改变而来，整个社会还没有足够的思想和物质准备来应对城乡老年人体质健康的发展不均衡。因此，需要有针对性地实施城乡老年人体质健康干预来

---

① 2016年8月19日至20日，习近平总书记在全国卫生与健康大会上发表重要讲话时强调。

② 2017年8月27日，习近平总书记在天津会见全国群众体育先进单位、先进个人代表和全国体育系统先进集体、先进工作者代表以及在天津全运会群众比赛项目中获奖的运动员代表时的讲话。

③ 2019年2月1日，习近平总书记在北京考察北京冬奥会、冬残奥会筹办工作时的讲话。

共同解决城乡老年人体质健康差异的问题。

体质即人的质量，对个体而言，它是生命过程中所具有的特征，也是人们工作、劳动及活动能力的重要基础；对国家和社会而言，它是社会进步与经济发展的物质基础，也是国家综合国力和生产力的重要体现，是国家不断进步与发展的宝贵财富（黄天云，2017）。因此，体质健康是一切之本，是个人、家庭和社会稳定和谐、持续发展的基石。2019 年 7 月，健康中国行动推进委员会发布的《健康中国行动（2019—2030 年）》显示，"我国是世界上老年人口最多的国家。截至 2018 年底，我国 60 岁及以上老年人口约 2.49 亿，占总人口的 17.9%；65 岁及以上人口约 1.67 亿，占总人口的 11.9%。我国老年人整体健康状况不容乐观，近 1.8 亿老年人患有慢性病，患有一种及以上慢性病的比例高达 75%。失能、部分失能老年人约 4 000 万。开展老年健康促进行动，对于提高老年人的健康水平、改善老年人生活质量、实现健康老龄化具有重要意义"，同时强调"将健康促进理念融入公共政策制定实施的全过程……加强体医融合和非医疗健康干预，促进重点人群体育活动……突出解决妇女儿童、老年人、残疾人、低收入者等重点人群的健康问题"。2022 年 6 月，国家国民体质监测中心发布的《第五次国民体质监测公报》[①] 显示，在身体形态方面，城镇老年人体脂率相对平稳，农村老年人 60 岁后体脂率下降较为明显，其中男性降幅更大，城乡差异增大；在身体机能方面，城镇女性老年人心肺耐力高于男性老年人，农村老年人心肺耐力性别差异不明显，城镇老年人身体机能指标均高于农村老年人；在身体素质方面，城乡差异表现为城镇老年人身体素质均好于农村老年人，其中男性老年人城乡差异更为明显，农村老年人各指标下降速度快于城镇老年人，城乡差异逐步增大。目前，虽然国外有关城乡老年人体质健康差异的研究论著较多，但研究成果不具有移植性。借鉴国外缩小城乡老年人体质健康差距的经验是必要的，但更为关键的是创建适合我国社会经济发展特点的"本土化"的缩小城乡老年人体质健康差距的理论与方法（郭文，2012）。自 20 世纪 90 年代末以来，国内体育界开

---

① 《第五次国民体质监测公报》：https：//www.sport.gov.cn/n315/n329/c24335066/content.html。

始关注城乡老年人体质健康差异的问题，这些对本研究探讨城乡老年人体质健康的差异及干预促进研究具有积极的借鉴意义。然而，目前有关城乡老年人体质健康差异的现状，导致城乡老年人体质健康差异产生的原因，以及如何针对城乡老年人体质健康差异的问题进行有针对性的干预等方面缺乏系统的论述，不利于城乡体育融合发展战略的有效实施。整体说来，针对城乡老年人这一群体体质健康差异方面的论著少见，这为本研究的完成增加了许多困难。

我国人口老龄化问题一直备受党和政府的高度重视，老年人体质健康促进始终是国家老龄体育工作和国家整体社会发展战略的重要组成部分，中共中央、国务院发布的《国家积极应对人口老龄化中长期规划》（2019 年）更是将应对人口老龄化上升为国家战略，将老年人体育工作纳入统筹推进"五位一体"的总体布局和协调推进"四个全面"的战略布局中。然而，伴随我国人口老龄化的快速发展，如何缩小城乡老年人体质健康的差距，达到控制和降低慢性病的发生率、减少医疗费用和社会负担的目的，需要实现"健康老龄化"和"积极老龄化"，以促进城乡体育统筹融合发展。体医融合是将健康关口前移，建立体育和卫生健康等部门协同、全社会共同参与的运动促进健康新模式，它是全民健康与全民健身的高度融合，也是推动"健康中国"建设的有效途径，更是国家实施城乡体育融合发展的战略之一。然而，一个普遍存在的、困扰学者和实践者的问题是，目前我国城乡老年人体质健康差异的现状如何？导致我国城乡老年人体质健康差异的影响因素有哪些？如何针对我国城乡老年人体质健康差异的问题进行有针对性的干预？政府体育、卫生等部门如何应对？……这些问题都是目前我国城乡老年人体质健康差异研究中亟待解决的课题，也是和谐社会发展和健康中国建设的需要。因此，探讨体医融合背景下我国城乡老年人体质健康的差异及其干预实验研究，并将已经成熟的研究成果以专著的形式编写出来，这对我来说是一大挑战。不过，令人欣慰的是，近几年来，越来越多的学者和实践者开始关注此领域的研究，尤其是本研究得到了湖南省哲学社会科学基金重点项目"体医融合背景下我国城乡老年人体质健康的差异及干预促进研究"（项目编号：18ZDB024）的支助，使成熟的研究成果得以以学术专著的形式编写出来。研究结果可以作为高校体质健康、心理健康、运动心理与行为等体育学、心理学、社会学等研究领域相关研究人员的参考文献和教学参考资料，为相关领域的研究和教学提供一定的启示与借鉴，也可供政府体育、卫生等部门和社会体育组织借鉴，以及对该领域感兴趣的社会人士广泛阅读。当然，虽然想尽力将这本学术专著写好，但研究中难免存在一些不足与疏漏之处，还请各位专家、学者和读者批评指正。

衷心感谢湖南师范大学体育学院，本课题的研究和专著的出版得到了学院的大力支持，在此表示诚挚的感谢。衷心感谢我的恩师、湖南师范大学体育学院史绍蓉教授和中南大学基础医学院罗学港教授，他们把我领进了运动人体科学、运动心理学、基础医学等领域的学习和学术研究之中，对我的谆谆教诲和悉心关怀牢记于心，以后唯有不断努力、精益求精才得以报恩师。

衷心感谢我的父母，他们的厚爱和期望一直鼓励着我不断进取，使我得以有时间顺利完成课题研究。衷心感谢我的爱人、湖南师范大学教育科学学院心理学系王国猛老师，我的课题的研究开展完成离不开他的鼓励和支持。

最后，对我主持的省社科基金重点项目课题组成员、所有在研究取样过程中给予大力支持与帮助来联系研究被试的同学和朋友，所有参与研究的被试者，以及引用的参考文献的作者，在此一并致以衷心的感谢。

郭　文

湖南师范大学体育学院

2022 年 8 月 25 日于长沙

目　录

第1章　绪　论

1.1　研究背景

对于国家而言，国民体质健康是国家经济建设和社会发展的物质基础，是综合国力的重要组成部分，也是一个国家、民族和社会发展与进步的重要标志；对于国民而言，体质健康是身体适应外界环境变化的综合能力，也是生命活动和劳动工作能力的物质基础，它使得个体可以对日常生活、工作活动与体育锻炼有足够反应的能力。因此，良好的体质健康除了使个体可以应付步行、家务等日常身体活动之外，还可以达成工作需求与享受休闲的乐趣；然而，较差的体质健康与多种疾病状态有关，包含代谢症候群、糖尿病、心血管疾病、肌少症、肥胖症、癌症等，甚至导致死亡，从而降低了个体的生活品质（Sampaio et al.，2020；Solomon et al.，2018），尤其是65岁及以上老年人的医疗费用支出约是青年人医疗费用支出的3倍[①]，而在我国，60岁及以上的老年人不需要缴纳医疗保险，老年人医疗费用支出导致国家医疗保险基金负担剧增，对国家的经济发展、财政收支、国民收入造成了巨大的压力。新中国成立以后，党和国家面临的首要问题

[①]　《潍坊市职工长期护理保险试点运行三年3.4万人次受益》：https://www.sohu.com/a/213975675_607151.

是经济上、体质文化素养上脱贫。1952 年 6 月，毛泽东同志为中国体育工作题写了"发展体育运动，增强人民体质"，题词不仅为党和国家确立了"发展体育运动，增强人民体质"的指导思想，而且也为刚刚起步的中国体育事业发展指明了方向，促使人民群众精神饱满地投身到社会主义建设之中。1954 年 5 月，在借鉴苏联经验的基础上，政务院批准并发布了《劳卫制》暂行条例；1958 年 10 月，国务院正式公布实施《劳动卫国体育制度条例》及相关项目标准和测验规则，从而掀起了全国人民参与群众性体育活动的热潮。1995 年 8 月，我国首次将全民健身计划和体质监测列入《中华人民共和国体育法》，同年 6 月，国务院提出"实施体质监测制度、制定体质测定标准、定期公布国民体质状况"，其中 60～69 岁阶段的老年人是国民体质监测分组中的重要部分。

人口老龄化是世界各国人口发展的共同趋势，也是世界各国公共卫生领域所关注的重要议题，世界各国大都面临如何促进老年人体质健康的问题。联合国教科文组织衡量一个国家或地区是否进入老龄化社会的标准为 60 岁及以上人口占总人口的比例超过 10%，或者 65 岁及以上人口占总人口的比例达到 7%（陈聪等，2012）。按此标准，我国于 1999 年步入了老龄化社会，是世界上老龄化开始较晚的国家（陈明华 等，2014）。同时，我国也是世界上拥有老龄人口最多、人口老龄化速度最快的国家之一。2021 年 5 月发布的《第七次全国人口普查公报（第五号）》显示，我国 60 岁及以上的老年人达 2.64 亿，占人口总数的 18.70%，其中 65 岁及以上的老年人占人口总数的 13.50%。当前，我国人口老龄化问题对国家经济发展与社会和谐稳定提出了十分严峻的挑战，应对人口老龄化已经成为国家一项长期发展战略（中共中央、国务院：《国家积极应对人口老龄化中长期规划》，2019）。随着年龄的增长，人口老龄化是人类自然发展的过程，因平均寿命的延长，所衍生的相关生理、心理与社会等问题随之增加，老年人的肌力、肌耐力、柔韧性、心肺功能、身体组成等生理功能都呈现衰退现象。研究表明，随着年龄的增长，老年人（60～69 岁）体质健康各项指标普遍下降，并且患有慢性病的老年人比例高达 72%（赖晓红 等，2020）；随着时间的迁移（2000—2010 年），老年男性超重和肥胖趋势发展明显，体质健康水平下降（朱

生根 等，2015），这不仅对老年人体质健康造成危害，还会影响到老年人的生活品质，而且也给家庭、国家医疗保险基金带来了沉重的压力与负担。

由于复杂性和不确定性因素的增多，单一主体已无法应对人类对健康的需求，要求多个学科和专业在众多不同领域进行合作以解决这些难题（Aboelela et al.，2007）。《中国居民营养与慢性病状况报告（2020 年）》显示，2019 年，我国因慢性病导致死亡的人数占总死亡人数的 88.5%，其中因心脑血管疾病、癌症、慢性呼吸系统疾病而死亡的比例高达 80.7%，全国超过 1.8 亿老年人患有慢性病，患有一种及以上慢性病的老年人比例高达 75%。然而，从过去近 70 年我国慢性病防控历程中发现，慢性病防控的医疗因素效果最小，投入却最大，然而生活方式矫正效果最好，却最容易被人们忽视（刘晓娜 等，2015）。在慢性病应对策略中，需要着重抓好国民的全民健康教育和全民健身活动的促进，因为全民健康教育和全民健身提高了劳动者的体质，使广大人民群众不得病、少得病。基于此，2016 年 10 月，中共中央、国务院印发《"健康中国 2030"规划纲要》，提出了"体医融合和非医疗健康干预"；2019 年 7 月，《健康中国行动（2019—2030 年）》出台，强调"将健康促进理念融入公共政策制定实施的全过程……加强体医融合和非医疗健康干预，促进重点人群体育活动……突出解决妇女儿童、老年人、残疾人、低收入者等重点人群的健康问题"；2021 年 7 月，国务院发布《全民健身计划（2021—2025 年）》（国发〔2021〕11 号），要求"促进重点人群健身活动开展……研究推广适合老年人的体育健身休闲项目"。一系列政策法规的发布，给增强老年人体质、维护老年人健康提出新的课题和挑战。

新中国成立初期，国家为实现赶超目标，集中资源推进工业化，迫切需要农业为工业提供原始积累。为此，先后建立了统购统销制度、户籍管理制度、人民公社制度，并不断强化相关政策，最终形成了具有中国特色的城乡二元体制（叶兴庆 等，2014）。伴随着工业化进程的推进，我国的工农关系、城乡关系大致经历了改革开放之前的城乡分治阶段、改革开放后到农村税费改革前的城乡二元对立放松阶段、农村税费改革后到乡村振兴战略提出前的城乡统筹发展阶段，以及乡村振兴战略提出后的城乡融合发展阶段等四个不同的阶段（邹一南，2020）。

但是，不可否认，城乡二元经济结构特征依然突出（张军涛 等，2021）。一方面，城乡二元经济结构并没有随着经济增长而不断转化，反而呈现出持续性波动甚至阶段性强化的态势（高小明 等，2020）；另一方面，城乡二元经济结构呈现空间上的非均衡性，不同区域的城乡二元经济结构并不是沿着同一条平滑的曲线持续转化（高帆，2007）。在城乡二元经济结构下，与城市相比，我国农村无论是体育基础设施建设、体育公共服务投入还是居民收入、体育消费等方面都与城市有很大差距；而且，城乡老年人之间受教育程度、工作性质、经济收入、居住环境、体育锻炼习惯、生活条件、饮食结构、疾病预防、医疗保障等多方面的差异，使得农村老年人的身体形态好于同龄城市老年人，但城市老年人的身体机能、身体素质优于同龄农村老年人。因此，需要有针对性地探讨城乡老年人体质健康差异的现状、差异产生的原因，并基于城乡老年人体质健康的差异特点进行有针对性的体质健康干预，从而为国家体育、卫生等部门有效制定老年人体质健康促进政策法规、缩小城乡老年人体质健康差距提供理论与实践依据。

目前，在城乡体质健康差异的研究中，青少年学生群体的研究最为多见。在中国知识网中，以"城乡、体质、老年人"以及"城市、农村、体质、老年人"为"关键词"或"篇名"搜索，仅有 36 篇学术论文。但是，我国也有一些学者尝试了解城乡老年人体质健康差异的复杂性，从现状调查到相关影响因素探索以及干预促进的进一步验证，研究者已做了一些研究工作。例如，陈力（2019）研究表明，2014 年，山西省农村老年人在身体形态、身体机能和身体素质三个方面全面落后于城镇老年人，在体质测定标准"合格"等级比例上也显著低于城镇老年人，农村老年人的整体体质健康水平较之城镇老年人差异显著；黄天云（2017）研究表明，长春市老年人体质健康状况处在中等偏上的水平，女性优于男性，城镇优于农村；张保国等（2016）研究表明，老年男性身体形态指标的城乡差异不显著，但城镇老年女性的身体形态指标略优于农村，主要体现在腰臀比，而城镇老年男性的身体功能指标均明显优于农村老年男性，主要体现在收缩压、舒张压、布兰奇心功能指数（BI）明显低，肺活量明显高，而且城镇老年女性的身体功能指标中除肺活量明显优于农村外，其余心肺功能指标差异不显著，城镇老年人的力量、柔韧性、反应能力均明显优于农村，神经系统等的退化程度要小于同龄的农村老年人，因此，城乡老年人的身体形态指标差别不大，而身体功能和素质指标均是城镇老年人优于农村老年人；代俊等（2014）研究表明，上海市区与郊区老年人体质状况相对接近，农村老年人与其差异较大，主要表现为市区与郊区老年人的体型相对较高大且肥胖，农村老年人的体型相对较瘦小、生理机能较弱、身体素质较差。然而，类似的研究少见，而且针对城乡老年人体质健康差异的原因，以及有针对性地干预等方面的研究更是缺乏，不利于城乡体育融合发展战略的有效实施。

全面建设小康社会情景下，提高老年人体质健康水平是提高老年人生活质量的基础和前提，而增强老年人体质健康、丰富精神文化生活是新形势下老年人体育工作的根本任务。上述背景的出现，一方面说明，开展体医融合背景下我国城乡老年人体质健康的差异及干预促进研究甚为必要，然而目前这方面系统的研究比较缺乏；另一方面，对以西方国家为背景建立的城乡老年人体质健康差异的理论在我国的适用性也提出了疑问。因此，借鉴西方城乡老年人体质健康差异的理论与实践经验是必要的，但是创建适合中国城乡老年人基于体医融合的体质健康差异理论和方法更为关键。然而，目前我国城乡老年人体质健康差异的现状如何？导致我国城乡老年人体质健康差异的影响因素有哪些？如何针对我国城乡老年人体质健康差异的问题进行有针对性的干预？政府体育、卫生等部门如何应对？……这些问题都是目前我国城乡老年人体质健康差异研究中亟待解决的课题，也是城乡体育融合发展的需要。基于上述背景，本研究探讨了体医融合背景下我国城乡老年人体质健康的差异及其干预实验研究，这对政府体育、卫生等部门有针对性地制定城乡老年人体质健康促进政策法规，促进城乡体育文化活动的开展、缩小城乡老年人群体体质健康差距、提高老年人体质健康和生活质量水平具有实践意义。

1.2 研究目的

城乡二元经济结构、人口老龄化形成了城乡老年人体质健康差异的问题，老年人体质健康水平不仅影响其本人及家庭的生活品质，而且也会加大我国医疗卫生系统和社会的负担（e.g.，Navarrete-Villanueva et al.，2021；Chen et al.，2020；Sampaio et al.，2020）。目前，有关城乡老年人体质健康差异方面的研究不仅相对少见，而且研究结果也存在一些矛盾之处，例如陈力（2019）研究表明，2014 年，山西省农村老年人在身体形态、机能与素质三个方面全面落后于城镇老年人，然而张保国等（2016）研究表明，老年男性身体形态指标的城乡差异不显著，而城镇老年女性的身体形态指标略优于农村。在此背景下，本研究基于体医融合理论，探讨城乡老年人体质健康的差异及其干预实验研究，研究结果不仅能有效地提升我国城乡老年人体质健康水平，而且对增进城乡老年人生活幸福感具有实际意义，同时也对国家体育、卫生等部门制定、完善老年人体质健康促进政策法规，进一步提升老年人健康理念，促进城乡体育文化活动的开展，从而缩小城乡老年人群体体质健康差距具有实践指导意义。

具体来说，本研究的目的如下：

1. 关于城乡老年人体质健康差异的现状研究，对我国城乡老年人身体形态、身体机能与身体素质方面的差异进行比较分析，回答"是什么"的问题。

2. 关于城乡老年人体质健康差异的影响因素研究，分析形成我国城乡老年人体质健康差异的个体因素、生活环境因素、生活形态因素和心理因素，回答"为什么"的问题。

3. 基于城镇、城乡结合区、农村老年人体质健康的差异，提出一套针对城镇、城乡结合区老年人的饮食指导结合体育锻炼干预方案，以及针对农村老年人的计划性锻炼课程干预方案，从而缩小城乡老年人体质健康的差距，回答"怎么办"的问题。

4. 在上述研究基础上，提出基于"体医融合"的我国城乡老年人体质健康促进实践对策，以期从理论上丰富城乡老年人体质健康的研究，也为政府体育、卫生等部门如何缩小城乡老年人群体体质健康差距，从而提高老年人体质健康水平提供理论指导与对策。

第 2 章　文献综述

2.1　城乡

城市的出现标志着人类社会分化为两个不同质的、有着自身固有的社会经济特征、且相互密切联系的城市和农村社会形态（许斌，2002）。而且，城市与农村是人类社会的两种生产方式和生活方式，城市与农村两者在本质特征、优缺点、功能、业态、形态和治理等诸多方面存在着不同（朱建江，2018）。城乡关系是人类社会发展过程中最重要的关系之一，也是生产力和社会分工发展到一定时期的必然产物，可以说，人类社会发展史就是一部城乡关系发展的历史（丁宁，2019）。我国农村人口占绝大多数这样一个特殊的国情，决定了城乡关系是我国一种非常重要的社会关系，它关系到国家与社会的和谐稳定，而如何处理城乡关系成为一个具有重大理论与现实意义的问题。

2.1.1　城乡的含义

城市与农村是经过漫长的社会分工和商品经济发展的自然结果，我国是一个农业大国，有着世界上最庞大的农业人口以及历史最悠久的传统农业。从某种程度上说，我国实现现代化的过程，也是最终解决农业、农村和农民问题的过程，

没有农村的现代化 就没有中国的现代化。因此，我国城乡关系从二元分割到融合发展中，形成了城镇、城乡结合区、农村三个概念。

城镇又称城市，它是以非农产业和非农人口集聚为主的居民点，包括按国家行政建制设立的市、镇（张飞，2021），居民以二、三产业人口为主（贾仁宾，2021）。也有学者认为，城镇是教育、医疗、交通、公共基础设施发达且完备，人口相对集中的地方，其中主要包括市、县和镇（阮福华，2020）。还有学者认为，城镇是指一个连片成块的居住和生产空间内集中居住人口规模较大、主要从事二、三产业的地方，其物理空间包括市区、城区以及镇区中的居住区、工业区、商业区等，不包括城镇所辖的农村地区（朱建江，2018）。按照人口规模，可以将城市分为超大城市、特大城市、大城市、中等城市、小城市五类、七个等级，而镇是达到一定集中居住人口规模的建制镇，即乡政府驻地和集镇。

城乡结合区又称为城乡交缘带、城乡接合部、城市边缘区、城乡交错带、城乡边缘带、城乡过渡带、半城市化地区等，它是农村城镇化发展的产物，也是"统筹城乡发展"这一科学发展观的产物。从地域上说，它是位于城市与农村的交汇处，即城市与农村地域的过渡地带（张学勇 等，2014），城乡结合区的经济条件、交通状况等要优于农村，但又弱于城市，具有农村和城市的双重特征（毕绪慧，2016）。由于具有过渡性、复杂性、互动性、体制和管理的交叉性、治理边缘化等特点，拥有区位、交通、信息、经济等方面的优势，较之于远离市区的一般农村，城乡结合区农村在城镇化、农业现代化的速度上更快，它也是衡量城镇化质量高低的重要因素（邓春凤 等，2018）。因此，城乡结合区是城市与农村之间的过渡地带，在其地域空间内城市与农村要素相互作用、交叉共存，形成了一个既不同于典型城市，又不同于典型农村的新地域单元类型。

许多国家以及世界银行都把"镇"划在农村范围内，而将"城市"作为与农村相对应的概念。考虑到中国国情，我国的"农村"并不包括镇。农村又叫乡村，它是相对于城市的概念，是居民的经济活动以农业生产为主的聚落的总称（贾仁宾，2021）；是主要以农业为主，工商业等欠发达的地方，其中主要包括"乡和村"（阮福华，2020）；也是以从事农业生产为主的劳动者聚居的地方，即乡镇所辖社区（行政村）地域（马红梅，2019）。总体来说，农村人口密度低，聚居规模较小，农业生产为主要经济基础，社会结构相对较简单、类同，它在人口方面、产业构成、景观构成、社会文化等方面与城镇有着明显差别等。

2.1.2　城乡的划分标准

目前，综合来看，国际上有关城乡划分的指标主要有三类：第一是人口规模和人口密度，第二是基础设施的完善程度和建筑密度，第三是人口的就业构成（国务院发展研究中心"中国特色城镇化的战略和政策研究"课题组，2010）。经过 70 多年的演变，我国基本建立了以城市实体地域划定为主导的城乡划定制度，形成了与国际接轨的城镇人口统计标准体系，城乡常住人口统计日益合理，为全国及各地城镇化研究和政策制定提供了重要依据（张莉，2018）。

新中国成立后，由于市、镇的设置缺乏统一规定，1955 年 6 月，国务院全体会议第十一次会议通过《国务院关于设置市、镇建制的决定》（国秘习字第 180 号）；同年 11 月，国务院全体会议第二十次会议通过《关于城乡划分标准的规定》（国秘字第 203 号），这是我国第一份关于市镇设置和城乡划分的规定性文件，文件明确规定，常住人口在 2 000 人以上，其中 50% 的居民为非农业人口的居民区或者常住人口不足 2 000 人，但在 1 000 人以上，而且其中非农业人口超过 75% 的地区，可以设置镇的建制，上述城镇和城镇型居民区以外的地区列为农村。随后，由于我国城镇人口增加速度过快，市镇建制增加过多，超过了农业生产的负担能力，给社会主义建设带来不少困难，因此 1963 年 12 月，中共中央、国务院发布了《关于调整市镇建制、缩小城市郊区的指示》，在"撤销不够设市条件的市""缩小市的郊区""调整镇的建制"等方面作了明确的规定。1984 年 11 月，国务院批转了民政部《关于调整建镇标准的报告》（国发〔1984〕165 号），《报告》对设镇规定作了适当调整；1986 年 4 月，国务院批转了民政部《关于调整设市标准和市领导县条件的报告》（国发〔1986〕46 号），《报告》对设市标准和市领导县条件作了适当调整；1993 年 5 月，国务院再次批转民政部《关于调整设市标准的报告》（国发〔1993〕38 号），增加了县域人口密度、工农业总产值、GDP 等定量和定性指标,有关建立市和镇的条件进一步放宽。

为了科学、真实地反映城乡人口和社会、经济的发展情况,准确地评价城镇化水平,1999 年 12 月,国家统计局制定了《关于统计上划分城乡的规定(试行)》。2006 年 3 月,国家统计局发布《关于统计上划分城乡的暂行规定》和《统计上划分城乡工作管理办法》(国统字〔2006〕60 号),对我国城乡划分标准进行了新的一次调整。2008 年 7 月,国务院发布《关于统计上划分城乡的规定》(国函〔2008〕60 号批复),《规定》以我国行政区划为基础,以民政部门确认的居民委员会和村民委员会辖区为划分对象,以实际建设为划分依据,将我国的地域划分为城镇和农村。其中,城镇包括城区和镇区。城区是指在市辖区和不设区的市、区、市政府驻地的实际建设连接到的居民委员会和其他区域;镇区是指在城区以外的县人民政府驻地和其他镇,政府驻地的实际建设连接到的居民委员会和其他区域;与政府驻地的实际建设不连接,且常住人口在 3 000 人以上的独立工矿区、开发区、科研单位、大专院校等特殊区域及农场、林场的场部驻地视为镇区;农村是指本规定划定的城镇以外的区域。本研究探讨体医融合背景下我国城乡老年人体质健康的差异及其干预实验研究,其中,城乡老年人的被试选取也采用国家统计局制定的《关于统计上划分城乡的规定》(国函〔2008〕60 号)。

2.2 体医融合

目前,由运动不足引发的慢性疾病问题已成为世界性的健康隐患(祝莉 等,2020)。在我国,超过 1.8 亿老年人患有慢性病,患有一种及以上慢性病的比例更是高达 75%[①],导致我国 80% 的医药卫生费用支出用于慢性病防治,但慢性病人群数量仍然难以控制,单纯依靠医疗卫生手段已难以解决我国大众健康促进问题(李璟圆 等,2019)。在此背景下,2019 年 7 月,健康中国行动推进委员会发布的《健康中国行动(2019—2030 年)》提出:"加强体医融合和非医疗健康干

---

① 《超 1.8 亿老年人患有慢性病 我国将全面推进老年健康管理》:http://www.gov.cn/xinwen/2019-07/31/content_5417631.htm.

预，促进重点人群体育活动……突出解决妇女儿童、老年人、残疾人、低收入者等重点人群的健康问题。"因此，体医融合是基于健康中国国家战略提出的新健康服务模式，同时也是健康中国建设战略实施过程中的关键任务，城乡老年人体质健康差异的问题迫切需要通过体医融合来解决。

2.2.1　体医融合的含义

体医融合最早起源于美国，早在 1954 年就成立美国专业运动医学行业协会（American College of Sports Medicine），成立协会的目的就是通过运动科学、体育教育和医学等领域的融合来提升人类体质健康（杨继星 等，2019）。20 世纪 70 年代以来，为更好地为患者提供健康服务，医学领域和护理学领域率先展开了医疗与体育的合作行动（韩磊磊 等，2020；Petri，2010）。然而，对体医融合真正意义上的尝试是在 1995 年，由美国运动医学学会和疾控中心联合出版了《体力活动和大众健康指南》，《指南》运用体育干预和医疗干预相结合的方式增强体质（陈长洲 等，2019）。到了 2007 年，美国运动医学学会正式提出了"运动是良医"的理念。2012 年，我国首次引进了"运动是良医"的理念，以此为基础，在我国提出了"体医融合"的概念（彭国强 等，2016）。

目前，随着体医融合研究的开展，学者们从不同的角度，提出了不同的体医融合观点。例如，刘颖等（2021）认为，体医融合主要是在全民健身融入全民健康的背景下，将体育技术、医疗技术等多项健康促进手段综合运用于民众的科学健身、未病预防、疾病治疗与康复之中，体育健康资源和医疗健康资源相融合，实现健康促进资源优化配置；沈圳等（2021）认为，体医融合是通过整合体育和卫生部门的人才、技术等资源，建立"体质测试—健康评估—运动干预—医学治疗"的健康评估与疾病预防模式，是将体育锻炼与疾病防治相结合的健康服务体系的总称；于洪军等（2020）认为，体医融合是在政策引导下，政府部门有效整合体育系统和医疗卫生系统的有形资源和无形资源，通过广大人民群众的广泛参与，达到增强人民体质、提高人民健康水平的服务模式和服务过程；韩磊磊等（2020）认为，体医融合是为了更好地服务人的身体健康，体育领域和医疗领域在相关的知识、技术等元素相互配合、相互补充、相互促动，实现体育领域和医疗领域的服务或产品统一体的过程；刘海平等（2019）认为，体医融合是在疾病预防、临床治疗和康复各阶段中，相关人员将医学和体育学的专业知识、方法、手段综合应用的促进全民健康的手段和健康干预模式；李璟圆等（2019）认为，体医融合是把体育运动的方式方法与现代医学的理念和技术方法有机结合，在医疗的各环节中科学地、有方法地融入体育运动的元素。

上述体医融合的概念都强调"体"和"医"的辩证关系，表现为体育学科提供具体的手段和方法，医学学科则提供理论上的思路和路径，即用医学的思维方法和知识体系来归纳和总结常见的体育运动方式方法，并将其处方化，使之更有针对性、实用性和科学性（倪国新 等，2020）。而且，体医融合具有一定目的性，即增强人民体质、提高人民健康水平；体医融合具有元素集合性，即体育和医学两大学科知识、理论、方法、技术等相互渗透为一体；体医融合具有多元协同性，即由政府主导，社会各方面共同努力、共同参与，其目的是在运动健身、疾病预防、治疗、康复等领域共同服务于百姓健康，最终实现防控疾病的发生与发展，降低医疗费用，提高生命质量（梁思雨 等，2021；李璟圆 等，2019）。具体而言，一是以体辅医，进一步拓展"运动是良医"理念，强化运动干预在慢性病发生发展过程中的作用，解决当前国民慢性病高发和个人、国家医疗负担居高不下的问题；二是以医辅体，拓展与延伸医学功能，更好地发挥医疗卫生机构在人员、技术、设备和疾病诊断、健康评估、运动医务监督等方面的优势，促进全民健身运动的科学性、实效性和安全性（贾三刚 等，2021）。因此，"体医融合"是通过打破体育与医学两个学科之间的界限，将体育与医学两个学科最先进的理论理念和最有效的实践经验相互渗透、相互补充、相互衔接，相互作用，促进体育部门与医疗卫生部门在医学检查、体质测定、健康评估、运动健身、预防治疗和康复保健等方面融为一体的一种新健康服务模式，它贯穿于人的生命周期全过程（e.g.，于洪军 等，2020；曾及恩 等，2019；张剑威 等，2018）。

2.2.2 体医融合的演变

随着全球化和后工业化时代的到来，当今世界的复杂性和不确定性因素逐渐增多，单一主体已无法应对人类对健康的需求，要求多个学科和专业在众多不同领域进行合作，以解决这些难题（Aboelela et al.，2007）。在全面建成小康社会的背景下，全面小康社会的建设离不开广大人民群众的全面健康，习近平总书记高度重视体医融合工作，多次强调要"将健康融入所有政策"。随着国民健身热情的日益高涨，民众不仅对科学健身更加关注，而且开始参与运动辅助慢性病的预防与治疗，国民的健康路径也从"体医结合"发展到了"体医融合"，大众开始渐渐意识到"体医融合"和非医疗健康干预对全民健康素养提升的重要意义。因此，扎实推进健康中国行动，要求针对当前静坐少动的生活方式及慢性病蔓延等主要健康问题，加快形成体医融合的疾病管理与健康服务模式，充分发挥运动对疾病的预防、治疗与康复作用。回顾体医融合的发展，基于时间维度，体医融合的演变可以分为以下三个阶段（倪国新 等，2020；胡扬，2015）。

　　阶段一：体医独立阶段（1949—2001 年）。新中国成立以后，毛泽东同志为新中国体育工作题写了"发展体育运动，增强人民体质"12 个大字，凸显体育为生产建设和国防建设服务这一重要思想，指明了新中国体育事业的根本目的和发展方向。1954 年 1 月，中共中央批转中央人民政府体育运动委员会党组《关于加强人民体育运动工作的报告》；同年 5 月，在借鉴苏联经验的基础上，根据在部分地区试行的情况，国家体委公布了《中国劳卫制暂行条例》和项目标准；1958 年 10 月，国务院正式公布实施《劳动卫国体育制度条例》及相关项目标准和测验规则；1964 年 1 月，《劳卫制》改名为《青少年体育锻炼标准》；1975 年 5 月，经国务院批准，原国家体委公布了《国家体育锻炼标准》，并在 1982 年、1990 年、2003 年、2014 年进行四次修订。1982 年，《中华人民共和国宪法》首次规定，"国家发展体育事业，开展群众性的体育活动，增强人民体质"，旨在以宪法的威严推动群众性体育活动的开展。1995 年 6 月，国务院颁布了《全民健身计划纲要》，提出要更广泛地开展群众性体育活动，增强人民体质，用十年时间把全民健身工作提高到一个新的水平，基本建成具有中国特色的全民健身体系。《纲要》是国家发展社会体育事业的一项重大决策，是 20 世纪末和 21 世纪初我国发展全民健身事业的纲领性文件。1995 年 8 月，第八届全国人大常委会第十五次全体会议通过

《中华人民共和国体育法》，不仅填补了国家立法的一项空白，而且标志着中国体育工作开始进入依法行政、依法治体的新阶段，这是新中国体育事业发展的一座里程碑，从此全民健身工作步入法制化轨道。在这一系列政策法规的指导下，全民健身一直是体育部门的主要工作之一，主要任务是"增强体质"。

阶段二：体医结合阶段（2002—2015年）。2002年11月，党的十六大第一次把全民健身写进工作报告，提出要"形成比较完善的现代国民教育体系、科技和文化创新体系、全民健身和医疗卫生体系……积极推进卫生体育事业的改革和发展，开展全民健身运动，提高全民健康水平"，全民健身由"增强体质"进入到"健康促进"的发展阶段，实现"全民族的思想道德素质、科学文化素质和健康素质明显提高"，将全民健身提高到了全面建设小康社会目标之一。至此，全民健身由"增强体质"进入到"健康促进"的新发展阶段。但这一阶段，运动促进健康工作开展的并不顺畅，主要原因有：一是体育与卫生部门行政管理体制上的各自为政以及条块管理，本应发挥"体医融合"促进健康的共享和协同作用很难达成；二是随着参与全民健身运动的人数增加，也带来运动损伤、运动猝死等风险，人民群众对合理锻炼、科学健身提出了更高的要求；三是随着民众生活水平的提高，慢性病呈"井喷式"的发展态势。2007年9月，在中国科协年会上，卫生部部长陈竺公布了"健康护小康，小康看健康"的三步走战略。2008年1月，在全国卫生工作会议上，卫生部部长陈竺进一步指出，要研究实施"健康中国2020"战略，努力促进公共服务均等化等问题。2009年8月，国务院正式颁布《全民健身条例》，《条例》在"全民健身计划""全民健身活动"等方面进行了规定，提出"县级以上地方人民政府应当将全民健身事业纳入本级国民经济和社会发展规划，有计划地建设公共体育设施，加大对农村地区和城市社区等基层公共体育设施建设的投入，促进全民健身事业均衡协调发展……国家定期开展公民体质监测和全民健身活动状况调查"。由此，我国全民健身活动进一步走向法制化、规范化，全民健身促进健康不仅是体育部门的工作，更需要医卫部门的加入，形成"体医融合"的科学健身模式是构建民众健康屏障的最佳组合。

阶段三：体医融合阶段（2016年至今）。2016年6月，国务院印发《全民健身计划（2016—2020 年）》（国发〔2016〕37 号）；同年 10 月，中共中央、国务院印发并实施《"健康中国 2030"规划纲要》，要求"加强体医融合和非医疗健康干预……建立专业公共卫生机构、综合和专科医院、基层医疗卫生机构'三位一体'的重大疾病防控机制，建立信息共享、互联互通机制，推进慢性病防、治、管整体融合发展，实现医防结合"；同年，习近平总书记在全国卫生与健康大会上指出，要把人民健康放在优先发展的战略地位，树立"大健康"理念，推动全民健身和全民健康的深度融合。推动全民健身与全民健康深度融合是党中央、国务院建设健康中国的一项重大决策部署，是提高广大人民身体素质和健康水平的重要举措，是"体医融合"的升华，进一步推动了全民健身工作的深入开展。2017 年 5 月，国务院全民健身工作部际联席会议在北京召开了第一次会议，中宣部、国务院办公厅、教育部、文化部、国家卫生和计划生育委员会等 29 个成员单位的领导出席了会议。时任中共中央政治局委员、国务院副总理、联席会议召集人刘延东发表了重要讲话，要求加强组织领导，推动形成"大体育"体制机制，推进全民健身和全民健康的深度融合，发挥好国务院全民健身工作部际联席会议机制作用，奋力开创全民健身事业发展新局面。2020 年 9 月，习近平总书记在教育文化卫生体育领域专家代表座谈会上再次强调，"完善国民健康促进政策，创新社会动员机制，健全健康教育制度，强化重点人群和重大疾病综合防控，从源头上预防和控制重大疾病，实现从以治病为中心转向以健康为中心……体育是提高人民健康水平的重要途径，要推动健康关口前移，建立体育和卫生健康等部门协同、全社会共同参与的运动促进健康新模式。"由此可见，国家领导人对于"人民健康"的深切关怀和对于"体医融合"健康促进的高度重视，达到前所未有的程度。而后，《关于加强全民健身场地设施建设发展群众体育的意见》（国办发〔2020〕36 号）、《健康中国行动（2019—2030 年）》（2019 年）、《体育强国建设纲要》（国办发〔2019〕40 号）、《关于促进全民健身和体育消费推动体育产业高质量发展的意见》（国办发〔2019〕43 号）、《"健康中国 2030"规划纲要》（2016 年）等系列文件精神一脉相承，再一次肯定了体医融合在疾病防治和健康促进中的关键作用，也为解决《关于进一步加强新形势下老年人体育工作的意见》（2015 年）提出的"要把增强老年人体质、提高健康水平、丰富精神文化生活作为新形势下老年人体育工作的根本任务……要加强老年人体育健身方法的研究和体育健身活动的指导"提供了理论和实践基础。由此，从体医融合的演变来看，我国全民健身工作进入了新时代，然而只有真正做到体医融合、全面健身与全民健康深度融合，才能实现从全民健身到全民科学健身的时代跨越。

2.3　体质健康

2.3.1　体质的概念与构成要素

1. 体质的概念

体质的研究起源于西方发达国家，最早出现在美国，其有着很长的体质研究历史。"体质"一词也由英文"physical fitness/ fitness"翻译而来，我国学术界通常以"体质"一词来表述与"体适能"相类似的概念（郭文，2012）。尽管学术界对"体质""体适能"两者在内涵的界定上存在一些差别，但从国民体质监测的评价指标上来看，"体质"与"体适能"两者极为相似，它们都反映了对于人体基本运动能力及其重要性认识的一致性（王健 等，2010）。

体质研究与相关学说在西方国家有着悠久的历史，可以追溯到公元前 5 世纪和前 4 世纪初的被世人誉为"西方医学之父""医学哲学之父"的古希腊医学代表人物希波克拉底（公元前 460—前 370 年），他在《希波克拉底文集》中，从朴素的辩证唯物主义出发提出"体液学说"，认为人体由血液、黏液、黄疸和黑胆体液组成，并描述了人体体质的分型及其与疾病的关系（郭文，2012）。体质的概念在体质人类学、医学和体育学三个领域均有涉及（陈明达 等，1993）。对于现代意义上的体质概念，国内外一些文献资料中存在不同的解释。例如，美国体育教育研究会认为，体质是有能力完成比较繁重和紧张的日常工作而不感到过度疲劳，有足够的活力进行休闲享受的追求，当遇到紧急情况时能够以高水平的能力加以应对（王静，2012）；日本一般将体质通称为"体力"，认为它是人们为了正常生活工作和应付意外事件而经常保持较强的行动能力和抵抗能力（范超群，2016）；我国港台地区体质相关研究者对体质的理解是直接从美国引用的理念，他们将体质命名为体适能，认为体适能以人体适用工作和生活环境的体育能力作为研究重点，并把身体体适能分为健康体适能、一般运动体适能和专项技术体适能，对其进行分类和深入研究，其中健康体适能要素包括肌力、肌肉耐力、柔韧性、心肺耐力及体脂百分比等（魏勇，2001）；我国学者杨文轩等（2012）认为，随着时代的变迁，体质不仅仅是为了解释运动员在竞技体育中的运动能力，广义的体质是指人们应对工作、日常活动，同时积极享受休闲时光所需要的肌肉工作能力。因此，体质是个体日常生活中最基本的生存要素，它能满足一般日常生活所需和应付日常生活突发状况而不感到过度疲劳，还有余力从事正当休闲活动（Hoeger，2015）；而且，个体的体质发展变化是一个动态的生理过程，它会随着个体的生长、发育、成熟以及衰老而变化，也可能因疾病而降低（郭文，2012）。

我国对体质的研究有着悠久的历史，我国体质思想启蒙最早可追溯《晋书》中"保体质丰伟，尝自称八百斤"，即体质即为身体的实质（张兴奇 等，2016）。在古汉语中，"质"的含义是"体也、实也、本也""凡物类之本体曰质"，古人所说的"体质丰伟"，实际上就是指身体实质的强健，现代的"增强体质"更完整地体现了汉语言中"体质"的本义，即体质是身体的实质（刘国洪，2005）。例如，我国古代医学理论《黄帝内经》中就有对体质学说的论述，认为"体质"是个体在其生长发育过程中形成的形体结构与机能方面的特殊性，在一定程度上反映了机体阴阳气血盛衰的禀赋特点，并将体质划分为生理体质和病理体质，同时阐述了体质与自然、先天及后天等因素之间的相互关系（季浏 等，2001）；此外，《周礼·地官司徒》《管子·水地》《史记·货殖列传》等，都从不同角度论述了地理、气候、生活、风俗习惯等对人体所产生的影响，描述了体质的不同特征和差异（陈明达 等，1993）。体质这一概念的运用，不仅反映着人体生命活动水平，同时也反映着人体的身体运动水平（吴萍，2009）。新中国成立以来，中国共产党始终将提高国民健康素质作为发展体育运动的出发点和落脚点。例如，毛泽东 1917 年 4 月发表在《新青年》上的在《体质之研究》中讲"强筋骨"是指体质的增强，"发展体育运动，增强人民体质"的含义则更明确，完整地体现了汉语中"体质"的本义（刘亚云，2001）。到了 20 世纪 90 年代，一些学者对"体质"一词的概念提出质疑，并提出了自己的观点（e. g.，刘东海 等，1999；张中豹，1998；陈明达 等，1993）。进入 21 世纪，一些学者继续对体质的含义进行探索，例如体质是人们在遗传特性和生活环境的相互作用下，同时在新陈代谢、身体形态不断发生变化的进程中，独立保留下来的一种不随时间变化而变化的固有性质（李超，2020）；体质是个体在遗传性和发展性作用的基础上，维持个体良好健康状态的能力，它包括人体的行动能力和对疾病的抵抗能力等（李英梅，2019）。

综上所述，体质的概念并非一成不变，从古汉语词典中对体质的解释到《孟子·告子下》的论述，再到毛泽东的"发展体育运动，增强人民体质"，虽然不同时期对体质的定义有着不同的理解，但是其本质含义却没有大幅度的变化（何仲恺，2002）。总体上来看，随着体质研究的逐渐深入和体质测试实践经验的不断积累，国内学者对体质概念内涵的认识已从身体一元论逐渐转变为从身体、心理和社会等层面的多元认知论（张兴奇 等，2016）。当然，只有把体力和健康结合起来对待，才能完整地反映体质水平（郝树源，2002）。

2. 体质的构成要素

体质研究一直以来都是体育领域的研究热点，而体质构成要素是体质研究领域的重要问题之一。体质测试主要是对最基本身体素质的测量，评价是否能够基本满足人们日常体育锻炼的身体活动能力，体质的测评更多地强调身体健康水平以及身体对外界各种环境的适应能力。然而，随着研究的深入，对于体质的构成要素，不同的学者有不同的理解。例如，美国运动医学会（American College of Sports Medicine，2015）提出，体质测试项目包括体重指数、心肺耐力、坐位体前屈等项目；Warburton 等（2006）认为，与健康状态相关的体质要素构成包括心血管素质、肌肉骨骼素质、身体成分和代谢功能等方面；Vanhees 等（2005）从体育锻炼或者身体活动对体质有直接影响而得出与健康相关的体质包含五个类别，即耐力、力量、柔韧性、协调和其他健康参数（如身体成分、血压、糖耐量、血脂和脂蛋白水平等）；Howley（2001）认为，人体的体质由肌力、肌耐力、心肺耐力、柔韧性及身体组成等要素所组成；Greenberg 等（1997）认为，体质的基本组成包括心肺耐力，肌力和肌耐力，柔韧性和身体组成等方面；Corbin（1991）认为，体质包含了身体组成、心肺功能、柔韧性与肌肉耐力等方面。

目前，国内外学者一般认为，体质是指人体适应生活、运动与环境的整体能力，由身体几组或几种不同的体能所构成，这些体能与从事日常生活、身体活动的品质或能力有关，因对象和需求的不同，体质大致可分为健康体质与运动体质（郭文，2012）。当然，虽然不同国家、不同地区、不同性别、不同年龄组的体质健康指标并不统一，但学者们对体质健康内涵的定义基本一致，现在普遍认为评价体质健康应该包括身体成分、肌肉力量和耐力、柔韧性和心肺耐力等四个因素（邹志春，2011）。当前，在我国国民体质检测和学生体质与健康调研中，均是对身体形态、身体机能与身体素质三个测试指标进行测评。具体来说，身体形态指标有身高和体重两项，它主要是人体的纵向形态指标和横向整体指标的反映；身体机能指标主要是对肺（肺活量）和心血管系统（台阶测试）的测量和评价；身体素质指标测评项目有坐位体前屈、握力、纵跳、闭眼单脚站立、选择反应时、俯卧撑（男）、仰卧起坐（女），它主要是对身体基本素质的测评，例如力量素质（握力）、速度素质和灵敏素质（反应时）等（杨太吉，2018）。

综上所述，体质是由几种不同的身体素质所构成，它是一个组合概念，并且体质的概念、内容、测验项目需依测评对象的不同而选择，或随时代环境以及需求的改变而调整（郭文，2012）。在本研究中，根据《国民体质测定标准手册（老年人部分）》，选择身高、体重、腰围、臀围、体重指数（BMI）作为身体形态指标；选择安静脉搏、收缩压、舒张压、肺活量作为身体机能指标；选择握力、坐位体前屈、30 秒坐站、闭眼单脚站立、选择反应时作为身体素质指标。

2.3.2　健康的概念与健康促进

1. 健康的概念

人类对健康的认识是随着对自身与客观世界认识的发展而不断深化的，远古时代的人们对健康的认识是基于本能，他们在生活生产实践中，认识到身体没有疾病和创伤是非常安全和无痛苦的，这种本能认知就是对健康的朦胧认识，但没有上升到理论高度（薛雅文，2016）。我国古代对健康的探索有着悠久的历史，《易经》里的"天行健，君子以自强不息"中，"健"字偏重于指精神和意志的坚强。在我国古代，"康"字初见于《尚书·洪范》："五福：一曰寿，二曰富，三曰康宁，四曰攸好德，五曰考终命。六极：一曰凶短折，二曰疾，三曰忧，四曰贫，五曰恶，六曰弱。"其中，寿、康与疾、弱对举，可见"康"字的意思偏重于指身体的健康无疾，非常接近于今天"健康"一词的含义（谭华，1995）。早在公元前16世纪的殷代，通过对人的始基物质"气"的观察，形成了人类气血学说的初步理论，成书于战国时期的我国第一部医学典籍《黄帝内经》记载：人体内外亦有阴阳，内者，五脏为阴，天府为阳。而外者，则是筋骨为阴，皮肤为阳，只有阴阳合道才算健康。同时，秦汉时期特别强调"人之生也，天出其精，地出其形，合此为人"，主张动静结合，神形兼备，内外俱练，意、体、气一致的养生思想（郑晓辉等，2006）。经过两千多年的发展，形成了古代中国"精、气、神"的健康要素、"阴阳平衡"的健康表现等古代中国的健康观念（张爱红，2016）。

18世纪以来，西方不少学者提出健康就是没有疾病，疾病就是健康受损，在形式上形成了健康的循环定义，它只是反映了健康的负向作用；到了19世纪末，人们开始对疾病的原因有了一定的了解，形成了健康就是保持病原、人体和环境之间的生态平衡的健康观；进入20世纪中期以后，健康的内涵不断发展，由过去单一的生理健康（一维）发展到生理、心理健康（二维），后来又发展到生理、心理、社会良好（三维）和躯体健康、心理健康、社会适应良好、道德健康（四维）（曾承志，2007）。其中，世界卫生组织（WHO）对健康的定义获得了公认。世界卫生组织从1948年成立时提出的三维健康概念（生理健康、心理健康和社会适应良好）发展到四维概念（生理健康、心理健康、社会适应良好、道德健康），健康的新概念把传统的生物医学模式推进到了"生物—心理—社会"模式，它揭示了人体的整体性以及人与自然环境和社会环境的和谐与统一，这是对全球21世纪医学发展动向的展望和概括（郭文，2012）。

综上所述，从健康概念发展的历程角度，上述健康的概念可归纳为两种观点：第一种是与疾病相对的狭义健康观，它认为"健康就是没有疾病"，该观点简单直接地说明了健康与疾病的对立关系，但该健康定义的缺点是陷入循环定义，非此即彼，人不是健康就是疾病，健康就是没有疾病，没有疾病就是健康，而且借助健康的对立面疾病来证明健康本身，对于健康的实质和本身特征丝毫没有提及，因此，对于健康的测量、诊断和本质的认识都无法进行，阻碍了人们对健康的认识与评价；第二种是发展中的健康观，认为健康的概念是不断发展的，健康具有多元性、广泛性的特征，涵盖了生理、心理和社会适应性三个方面，其中社会适应性取决于生理和心理的素质状态，心理健康是身体健康的精神支柱，身体健康又是心理健康的物质基础（范超群，2016）。虽然上述概念考虑了用历史时代背景、多角度和多维度的方法来定义健康，但是归纳起来大都从"生物""心理""社会"三维度来定义健康：生物角度主要指身体上无病的健康；心理角度是指主观上的自我感觉良好，并与实际保持一致；社会角度是指能够通过改变自身来适应社会的变化，包括自然的角色转换（陈精文，2021）。

2. 体质与健康的关系

由于一个国家民族的体质健康状况是其综合国力的重要组成部分，因此，从社会发展的总趋势来看，国民体质健康的改善和增强不仅是国家经济发展的结果，同时也是社会发展的需要。然而，要改善和增强国民的体质健康水平，其前提是需要了解体质健康的含义，厘清体质与健康之间的关系。

首先，体质与健康相互联系。具体表现在：第一，二者最终的目的相同，均是为了国民健康，体质通过对身心特征的整体研究，找到身体健康的原因；健康是从身体状态的直接评价中获得个体当前的健康水平，增强体质的同时可增进健康（范超群，2016）。第二，二者的内容相同，体质与健康这两个概念是从不同的方面及范畴来衡量人体的身体状况，体质的实质意义中包含健康的成分，健康的内涵中也包含着体质的内容，体质的强弱和健康状况的好坏都涉及人体的形态发育、生理机能、运动能力和心理状况等方面（孙庆祝 等，2001）。第三，二者的影响因素相同，虽然具体情形中体质与健康的影响因素存在差异，但体质和健康都属于人类所拥有的基本属性，人类具有的先天遗传和后天生存环境均会对其产生影响。

其次，体质与健康相互区别（施金豆，2016）。具体表现在：第一，二者的内涵不同，体质是人体内在机能状态的综合反映，具有相对稳定的特征；而健康表示身体、心理、社会、道德等方面的良好适应能力，但健康是一种状态，具有易变性（杨贵仁，2005）。第二，二者的外延不同，体质是生命活动的最基本要素，也是健康的物质基础，外延小；而健康除了有体质的范畴外，还强调对环境的适应、角色的转换、心理卫生、对疾病的预防与抵抗、卫生保健以及生活方式对健康的影响等，外延大（陈精文，2021）。第三，体质是身体机能状态良好的反映，是客观的，体质不会因个体是否意识到或是否愿意接受而变化；健康则是身体、心理和社会适应方面自我感觉和实际状况是否一致的反映，是主、客观的统一映射（李刚，2009）。第四，体质状况的评价可以通过对各项测试指标来定量测定的体质状况，也可以作定性评价；而健康的评价则需要定性与定量相结合，才能真正反映人的健康水平。第五，体质与健康含义不一样，健康比体质复杂，健康包括体质，而体质只是影响健康的一个方面。

综上所述，体质与健康两者之间是辩证统一的关系，两者既不能完全孤立，也不能相互包含（李超，2020）。其中，体质是健康的物质基础，而健康相当于体质的外在表现，两者是紧密联系、不可分割的；作为"基础"的体质是相对稳定的，不会随着时间的变化而变化，有其固有的性质。作为"外显"的健康是一种变化的状态，会随着时间、环境、生活方式的变化而改变。因此，表现同样健康的人，内在的体质可能有着千差万别（孙全洪 等，2004）。

3. 体质健康促进

有关健康促进（health promotion）的探讨，最早可以追溯到 20 世纪 20 年代的公共卫生文献中（熊欢，2021）。1920 年，温斯洛（Winslow）首次提出了"健康促进"这一概念，他将健康促进定义为健康的教育及健康的政策，它通过个体预防及干预、加强卫生保健、健全社会机构的保障机制等方式，增强个体应对危险因素的能力，树立健康思想及养成健康生活行为的策略（李宝国 等，2017）。1945 年，亨利·西格里斯（Henry E. Sigerist）第一次全面对健康促进进行了阐述，认为健康促进应当作为医疗环节的首要准备阶段，并列位于疾病预防之前，因此，他提出了"健康促进、疾病预防、疾病恢复、身体康健"四步法则（罗鸣春 等，2008）。然而，早期的健康促进研究，大多基于医学教育，注重对疾病的诊断和治疗，对健康促进的理解局限于它是医学治疗的辅助手段。经过半个多世纪的探讨，1986 年，第一届国际健康促进大会发表的《渥太华宪章》中明确指出，健康促进是促使人们提高、维护和改善他们自身健康的过程（张帆 等，2015）。同年，《美国健康促进》杂志首次提出了健康促进概念的界定与解释，健康促进概念正式进入学术界的视野。到了 20 世纪末，《渥太华宣言》将健康促进一词进一步定义为促使人们维护与改善其自身健康状况的过程，该定义将健康促进的范围变得更广泛，不仅涉及人群的健康，同时包含人们日常生产生活的诸多方面（翟羽佳 等，2014）。进入 21 世纪，健康促进研究转向更为系统、完善与全面的总结阶段，例如 2004 年，第 57 届世界卫生大会专门制定并通过了《饮食、身体活动与健康全球战略》，直接指出了全球化的不健康生活方式问题，并突出强调了身体活动在健康促进中的重要作用（范卉颖，2021）。到了 2018 年，世界卫生组织（WHO）颁布以 "More Active People for Healthier World" 为标题的 2018—2030 年体育活动全球计划，计划旨在确保所有年龄段人，在安全、便利的环境下有获得身体活动的机会，并将健康视为一项基本的权利和日常生活的基础资源，以促进各国在社会、经济和文化健康上的全面发展。

我国古代有着丰富的健康促进思想，早在两千多年前的《黄帝内经》就提出了"治未病"的思想，它指的就是疾病预防、增强保健行为的理念（陶然，2020）。新中国成立以后，在全国范围开展了除害防病、清洁环境、移风易俗的群众性爱国体育卫生运动，堪称我国健康工作的创举，更是促进国民健康的有效方法。改革开放以来，尤其是进入 21 世纪以后，我国的健康促进沿着理论与实践两条路线进行：一方面，在时代变迁与历史进程中，健康促进的研究得到不断的发展，尤其是其内涵认识得到持续地扩充与深化，例如范卉颖（2021）认为，健康促进是以健康科学、行为科学等方面的知识为理论基础，通过改变人们的活动方式，以促进其体质健康的策略；张林（2020）认为，健康促进是一个增能过程，包括个人强化健康技能以及个人、团体或社区成员强化共同控制健康影响因素的能力，其宗旨是指导人们保持健康的生活方式，并有能力做出健康的选择；张亿（2015）认为，健康促进是一种通过调动社会、政策与经济的力量，改善人们的身体活动、饮食结构和心理状况，以及影响人们健康的社会与物质环境条件，从而提升人们健康素养的整体策略；汪晓赞等（2014）认为，健康促进是一种融合了自然科学、健康科学和行为科学知识，通过改善身体活动、饮食习惯和心理状态等在内的生活方式，寻求与整个环境的和谐统一，以提升生命质量的整体策略。另一方面，为了促进国民健康水平的提升，我国政府对健康促进的重视达到前所未有的程度，先后颁布了《"健康中国 2030"规划纲要》（2016 年）与《关于加强健康促进与教育的指导意见》（国卫宣传发〔2016〕62 号）等一系列健康促进的政策法规，从国家战略上明确了体医融合的健康促进模式，以提高人群健康素养水平为抓手，以健康促进与教育体系建设为支撑，着力创造健康支持性环境，倡导健康生活方式，努力实现以治病为中心向以健康为中心的转变。尤其是《健康中国行动（2019—2030 年）》（2019 年）提出，要将体质健康促进的关口前移，努力使群众不生病、少生病，提高生活质量，延长健康寿命，这是以较低成本取得较高健康绩效的有效策略，是解决当前健康问题的现实途径。

综上所述，我国的健康促进已从最初的疾病医疗领域逐渐拓展到教育、卫生、环境等多个领域，已由传统健康观向现代健康观发展转变。传统健康观只关注身体是否有疾病，注重身体上的疼痛，却忽略了隐性、潜在的病理因素，没有预防疾病的意识，而现代健康观不拘泥于躯体上的健康，增加了积极心理健康和良好的社会适应能力等维度，并保持各个维度的平衡，它将有益于个体整体健康的良性发展（卢金邦，2018）。归纳起来，健康促进的共同点是：健康促进涉及整个人群的健康和人们生活的各个层面，而不仅仅是针对某些疾病，或某些疾病的危险因素；健康促进主要针对的是直接影响、主宰健康状态的病因或危险（不健康）活动或行动；健康促进不仅牵涉卫生领域，还作用于社会各个领域，健康促进已非单纯的医疗卫生服务，而是涉及多部门、多专业领域之间的广泛合作；健康促进的主体具有多元性，需要政府各部门、社区、社会组织、民间团体、家庭等多方面、多协同地促进国民健康（郭文，2012）。

2.4 城乡老年人体质健康

新中国成立之初的 1952 年，毛泽东提出要"发展体育运动，增强人民体质"，之后国内学术界才开始使用"体质"一词，但是不同学者对于体质的概念有着不同的看法（e. g.，刘东海 等，1999；张中豹，1998；陈明达 等，1993）。1975 年，经国务院批准，原国家体委公布了《国家体育锻炼标准》；2002 年 7 月，由教育部、国家体育总局联合下发《学生体质健康标准（试行方案）》，作为《国家体育锻炼标准》在学校的具体实施；2007 年 4 月，教育部、国家体育总局正式下发《国家学生体质健康标准》（教体艺〔2007〕8 号）（郭文，2012），《标准》涵盖了与学校体育密切相关的学生体质健康内容，为了界定它的内涵和避免与三维的健康概念混淆，它将"体质"作为"健康"的定语融合为"体质健康"概念，以示其内涵（张薇，2021）。目前，体质健康的概念在政府老年人体育、青少年体育、全民健身等相关的文件，以及学术研究中得到广泛使用。

2.4.1 老年人的界定

"年过半百""花甲之年""年逾七旬"这些都是老年的代称，但是多少岁才算"老年"？有些人年龄超过 60 岁不觉得自己年老，有些人却还未达到 60 岁就已垂垂老矣。因此，用年龄来定义"老年"仍有所争议。有关老年人年龄的界定，最早可以追溯到瑞典人口学家桑德巴的研究，他在 1900 年提出人口再生产类型的标准时，将 50 岁作为老年人的划分标准（邬沧萍，1999）。随后，很多国家相继都以 50 岁或 55 岁作为老年人的年龄界线。随着社会生产力、科学技术和医疗卫生水平的不断提高，人们的生活方式及健康状况也发生了巨大变化。与此同时，出生率的降低和人均寿命的延长，使得世界各国人口结构情况不断发生改变。1956 年，联合国将年龄≥65 周岁的人定义为老年人，1982 年，联合国在"老龄问题世界大会"上重新对老年人年龄界定做出调整，确定把年龄在 60 周岁及以上的人统称为老年人（翟振武 等，2014）。2006 年，世界卫生组织对全球人体素质和平均寿命进行了统计，对年龄的划分标准做出新的规定，即人的一生可以分成五个年龄段，44岁以下为青年人；45岁到59岁为中年人；60岁至74岁为年轻的老年人；75岁到89岁为老年人；90岁以上为长寿老年人（张秀华，2005）。

我国古代把机体衰退和年事过高的人称为老人，例如《太平御览》提出"六十曰老"，即把60岁当作是对老年期的划分，而且我国从古至今都称60岁为"花甲"，并把这一年龄当作退休年龄（李亚琦，2017）。1964年，我国第一届全国老年学会与老年医学学术研讨会规定，"60岁为老年期"。我国《国民体质测定标准》（2003年）中，对老年人部分的年龄界定为60～69周岁的中国成年人，且人口普查中也规定老年人是60周岁以上。后来，《中华人民共和国老年人权益保障法》（2018年12月29日第三次修正）第二条也规定："老年人是指六十周岁以上的公民"。由于本研究对象为城乡老年人，因此，根据我国《国民体质测定标准》（2003年），本研究选取60～69岁的老年人作为研究对象。

2.4.2 老年人体质健康测试项目的演进

1. 国外老年人体质健康测试项目的演进

世界各国都非常重视体质健康测试项目的研究和实践，国际体力研究委员会于1974年公布了各类体质测试实施方案，将体质测试指标归纳为医学检查、生理学测定和生理指数、形态测量和身体成分、基本身体素质测验等四方面（中国民体质监测系统课题组国家体育总局科教司，2000）。积极开展针对人民群众的体质监测系列活动，是权衡全民参与健身效果和体育事业不断进步的重要指标；是人类社会逐渐进步和发展的必要前提，是指导广大人民群众体育锻炼的科学方法；是积极开展群众体育相关科研工作的重要物质基础（黄天云，2017）。为了更好地了解国民体质健康存在的问题，国外很早就开始了对国民体质测量进行研究，这些国家注重体质健康发展与全面评价，这与我国体质健康评价标准具有相似性。

美国是体质监测的拓荒者，也是最早开始进行体质监测工作的国家。1861年，美国率先开始对所有学生的年龄、身高、体重、长度、围度、肺活量及肌力进行每年一次的周期性测量（Francis，1999）。1954年，涉及六项腰背肌肉力量和柔韧性最低水平在内的 Kraus-Weber 测试法问世，并在美国和欧洲儿童中进行了测试，测试报告令当时的美国政府十分震惊，并在不久后成立了青年体质总统委员会（Roemmich，2005）。1980 年，美国公布了"有关增强体质与预防疾病的国家标准"，并确定以后每十年开展一次体质普查（蒲西安，2014），其指标选择都与人体的健康有关，可以归纳为心肺功能、肌肉力量与耐力、身体柔韧性、身体组成四个方面（唐菲，2016）。到了 1985 年，全美健康、体育、康复和舞蹈联盟确立了体质测试的指标体系，具体涉及心肺功能、身体柔韧性、肌肉力量、耐力和身体组成指标（Baquet，2006）。其中，全美健康访谈调查（national health interview survey，NHIS）负责全国性健康调查工作，调查中包含的老年人体质访谈都是基于 ADL 而设计，它包括提 10 磅的重物、步行 1/4 英里、站立2 小时、连续攀登 10 个台阶、弯腰或下蹲等 9 个动作（李成轩，2015）。

加拿大非常重视国民的体质健康，政府有不同的机构来专门负责全国的竞技体育和群众体育工作，其中国家体育局主要负责组织人民群众参加体育活动，同时还设有专人负责审批全国性的体质研究科研项目（唐菲，2016）。1981 年，加拿大政府对 4 万多名 7 至 69 岁国民进行了心率、脂肪、肌肉三方面的测试，从而制定了加拿大国民体质评定标准（李成轩，2015），其中家庭体力测试主要是在"体力周"或"体力展览"期间进行，它是针对居住 12 周以上的居民（包括老年人）进行的测试，主要测定居民体质健康的状况，以便开始个人体育活动计划，例如身体素质的测试方法包括每分钟仰卧起坐的次数、立定跳远的距离、屈臂悬垂的最长时间、往返跑的时间（4×30 跑）和 50 码、300 码跑的时间等六个单项测验。

日本不仅对国民体质数据进行研究，而且对国民的生活环境进行分析，从而更好地保障国民体质健康。早在 1879 年，日本就对部分学生进行了身高、体重、胸围、上臂围、下肢围、饮食量、肺活量、握力等八项指标的监测（张潮，2017）。1939 年，日本因为战争所需而进行了历史上规模最大的国民体质测试。二战后，日本经济的高速发展、国民生活水平的大幅度提高带动了体育设施的建设，政府号召国民进行体育运动，使得日本国民的体质显著增强。1999 年，日本对国民体质测试的标准进行了修改，体质测试指标不仅注重基本运动能力，而且关注与健康相关的体力评价，增加了健康评价的内容，并重新划分了年龄分组，具体划分为小学、中学、20～64 岁、65～79 岁 4 个年龄阶段（崔振海，2000）。此后，日本政府每年都会在全国展开对老年人进行五项身体素质和运动能力的调查，对 65～79 岁老年人测试时，测试项目为握力、仰卧起坐、坐位体前屈、单脚站立、6 min 步行、跨越障碍行走 6 项指标。

2. 国内老年人体质健康测试项目的演进

国民体质监测是为了系统地掌握我国国民的体质状况，采用抽样调查的方式，按照《国民体质测定标准》（2003 年），在全国范围内每五年对国民进行体质测试一次，并对监测数据进行分析研究的工作。我国高度重视国民体质监测工作，《中华人民共和国体育法》（1995 年）提出："国家推行全民健身计划，实施体育锻炼标准，进行体质监测"；《全民健身计划纲要》（1995 年）提出，国务院将"实施体质监测制度、制定体质测定标准、定期公布国民体质状况"作为全民健身计划的目标要求正式提出，并于 2000 年正式实施监测工作。我国一般将全国性老年人体质健康监测工作融入国民体质监测工作中，先后进行了 5 次监测工作。监测按年龄分为幼儿、学生、成年人和老年人四个人群，以随机整群的抽样原则，在全国 31 个省（区、市）抽取等量样本。

2000 年国民体质监测。这是我国首次进行的规模最大、范围最广、监测样本最多、统计数据最详细的国民体质监测工作，监测指标包含身体形态、身体机能和身体素质三个方面；监测对象为 3～69 周岁国民，其中 60～69 岁划分为老年人阶段，在我国 31 个省、自治区、直辖市中，采取分层随机整群抽样的方法测试了 60～69 岁老年人 6 200 人。监测结果表明，在身体形态方面，相同性别和年龄段的农村老年人其身高、体重、胸围、腰围、臀围、胸腰比、腰臀比、臂、肩胛、腹部皮褶厚度等显著低于城市老年人，城市老年人的肥胖趋势高于农村老年人；在身体机能方面，城市老年人肺活量明显高于农村老年人，而城市女性老年人安静脉搏明显低于农村女性老年人，城市女性老年人心肺功能优于农村女性老年人；在身体素质方面，城市老年人握力、反应时明显优于农村老年人（洪家云，2004）。

2003 年 10 月，国家体育总局利用 2000 年国民体质监测数据，制定了《国民体质测定标准》，与同年 5 月颁布的《普通人群体育锻炼标准》相辅相成。《国民体质测定标准》适用于 3～6 岁、20～69 岁国民个体的身体形态、机能和素质的测试与评定；综合评级分为优秀、良好、合格和不合格四个等级，其中，7～19 岁的儿童青少年执行教育部颁布的《国家学生体质健康标准》。《国民体质测定标准手册（老年人部分）》的适用对象为 60～69 岁周岁的成年人、按年龄、性别分组，每 5 岁为一组，男女共计 4 个组别，测试指标包括身体形态（身高、体重）、机能（肺活量）和素质（握力、坐位体前屈、选择反应时、闭眼单脚站立）三类。

2005 年国民体质监测。为了系统掌握我国国民体质的现状与变化规律，推动全民健身活动的深入开展，促进国家经济建设和社会的发展，根据《中华人民共和国体育法》《全民健身条例》的规定，2005 年进行了第二次全国范围内的国民体质监测工作。监测指标包含身体形态、身体机能和身体素质三个方面；监测对象为 3～69 周岁国民，在我国 31 个省、自治区、直辖市中，采取分层随机整群抽样的方法测试了 60～69 岁老年人 27 125 人。《第二次国民体质监测公报》[①] 显示，60～69 岁年龄段城镇老年人优秀率为 12.7%，不合格率为 10.0%，农村老年人优秀率为 5.1%，不合格率为 21.4%；与 2000 年相比，城镇老年人体质优秀率增加了 2.1 个百分点，良好率增加了 1.0 个百分点，合格率减少了 2.4 个百分点，不合格率减少了 0.8 个百分点；农村老年人优秀率减少了 0.7 个百分点，良好率减少了 2.5 个百分点，合格率减少了 1.2 个百分点，不合格率增加了 4.5 个百分点；20～69 岁年龄段城镇人群体质水平高于农村人群，而且城乡差距随年龄增长而增大，其中 60～69 岁年龄段城镇老年人体质综合指数为 101.48，农村老年人为 97.88。

2010 年国民体质监测。根据《中华人民共和国体育法》《全民健身条例》的规定，按照《国民体质监测工作规定》的要求，2010 年进行第三次国民体质监测工作，监测指标包含身体形态、身体机能和身体素质三个方面；监测对象为 3～69 周岁国民，在我国 31 个省、自治区、直辖市中，采取分层随机整群抽样的方法测试了 60～69 岁老年人 25 712 人。《第三次国民体质监测公报》[②] 显示，全国达到

① 《第二次国民体质监测公报》：http：//www.sport.gov.cn/n4/n9/c216771/content.html.
② 《2010 年国民体质监测公报》：http：//www.sport.gov.cn/n4/n145/c328627/content_1.html.

《国民体质测定标准》"合格"以上标准的人数比例为 88.9%，其中，60～69 岁老年人为 86.4%，城镇人群达到"合格"以上标准的比例为 91.5%，农村为 84.7%，且与 2005 年相比，全国达到"合格"以上标准的 60～69 岁老年人增长 2.0 个百分点，城镇、农村老年人分别增长 1.0 个百分点和 2.1 个百分点；国民体质综合指数为 100.39，其中 60～69 岁老年人为 98.78，农村老年人为 99.84，城镇老年人为 100.81，与 2005 年相比 60～69 岁老年人降低 0.84 个百分点。

2014 年国民体质监测。2014 年进行了第四次国民体质监测工作，其中国家体育总局负责实施幼儿、成年人和老年人群的体质监测工作，教育部负责全国学生体质监测工作。监测指标与以往相同，包含身体形态、身体机能和身体素质三个方面；监测对象为 3～69 周岁国民，在我国 31 个省、自治区、直辖市中，采取分层随机整群抽样的方法测试了 60～69 岁老年人 25719 人。《第四次国民体质监测公报》[①] 显示，全国达到《国民体质测定标准》"合格"等级以上的 60～69 岁老年人数百分比为 87.1%，城镇老年人达到"合格"等级以上的百分比为 91.1%，农村为 87.2%，与 2010 年相比，全国达到"合格"等级以上的老年人数百分比增长 0.7 个百分点，城镇老年人下降 0.4 个百分点，农村老年人增长 2.5 个百分点；2014 年的"国民体质综合指数"为 100.54，其中 60～69 岁老年人为 99.00，农村老年人为 99.71，城镇老年人为 100.60，2014 年老年人比 2010 年增长了 0.22；2014 年老年人的超重率为 41.6%，比 2010 年增长 1.8 个百分点；老年人的肥胖率为 13.9%，比 2010 年增长 0.9 个百分点，因此，超重与肥胖问题已成为影响我国老年人群体质健康的突出问题。

2020 年国民体质监测。2020 年，国家体育总局在全国开展了第五次国民体质监测工作。第五次国民体质监测人群年龄覆盖范围由 69 岁上延至 79 岁，监测指标主要包含身体形态、身体机能、身体素质指标以及相关因素的问卷调查，在我国 31 个省、自治区、直辖市中，采取分层随机整群抽样的方法测试了 60～79 岁老年人 39 973 人。2022 年 6 月，国家国民体质监测中心发布的《第五次国民体质

---

① 《2014 年国民体质监测公报》：http://www.sport.gov.cn/n315/n329/c216784/content.html.

监测公报》显示，随年龄增长，老年人各体质指标平均水平均呈下降趋势。其中，在身体形态方面，与 60~64 岁组相比，75~79 岁组老年男性、女性身高平均值分别低 1.7 厘米、1.8 厘米；女性老年人体脂率高于男性老年人；城镇老年人体脂率相对平稳，农村老年人 60 岁后体脂率下降较为明显，其中男性降幅更大，城乡差异增大。在身体机能方面，男性老年人肺活量高于女性老年人，城镇女性老年人心肺耐力高于男性老年人，农村老年人心肺耐力性别差异不明显；城镇老年人身体机能指标均高于农村老年人。在身体素质方面，男性老年人最大肌肉力量、反应能力优于女性老年人，女性老年人柔韧素质优于男性老年人，下肢肌肉力量和平衡能力的性别差异不明显；城乡差异表现为城镇老年人身体素质均好于农村老年人，其中男性老年人城乡差异更为明显，农村老年人各指标下降速度快于城镇老年人，城乡差异逐步增大。与 2014 年国民体质监测结果相比，我国城乡居民体质水平差距有缩小的趋势，表现为身体形态、机能和力量素质的城乡差异进一步减小，尤其是农村人群体质水平显著增长。但是，农村老年人，特别是农村男性老年人随年龄增长而体质快速下降的趋势依然明显，需持续关注。

2.4.3　城乡老年人体质健康差异的现状

1. 国外城乡老年人体质健康差异的现状

工业革命以后，随着机器大工业生产的出现与发展，撕裂了农业和手工业的原始家庭纽带，导致城乡二元化社会形态出现，西方学术界才开始关注城乡关系。目前，虽然国外发达国家城市化水平普遍较高，城乡界限、城乡关系变得模糊，但城市和农村仍然属于不同地域，农村居民体质和体育锻炼达标率往往低于城市居民（龚甫哲 等，2019）。因此，城乡体质健康差异开始受到重视。

由于青少年学生是国家的希望与未来，而且其体质健康呈持续下降趋势，因此，在国外体质健康差异的研究中，青少年学生体质健康的城乡差异受到了学者和实践者的广泛重视，研究者对其进行了大量的研究工作。例如，Duclos 等（2022）探讨了青少年体质健康水平与其就读学校类型之间的关系，研究表明从城市高等学校到农村普通高中、职业高中，男女学生的总体质健康状况均呈显著的下降趋势，但是该研究没有探讨城乡青少年体质健康的具体差异；Dreno-watz 等（2020）探讨了奥地利城市与农村 6～11 岁儿童体质健康的差异，研究表明城市生活环境与较高的体重和较低的身体素质显著相关，城市儿童的柔韧性和上肢力量更好，而且在正常体重的儿童中，城乡之间的体质差异更显著，并且这些差异随着年龄的增长而显著增加；Torres-Luque 等（2018）探讨了城市和农村居住地点对 3～5 岁儿童体质健康的影响，研究表明城市学龄前儿童身高高于农村学龄前儿童，城市学龄前儿童在往返跑测评中也表现得较好；Zongo 等（2017）探讨了新喀里多尼亚农村与城市 11～16 岁青少年体质健康的差异，研究表明城乡青少年体重、体脂百分比、去脂肪体重、最大有氧速度、最大摄氧量（V_{O_2}max）差异显著，农村青少年体质健康状况更好，尤其是男孩。

随着生命科学、技术科学、社会经济等的迅速发展，人类平均寿命的延长，老年人口不断地增加，人口老龄化形成了老年人体质健康问题，需要重视城乡老年人体质健康的差距。因此，城乡老年人体质健康差异引起了学者的关注。例如，Puzianowska-Kunicka 等（2021）探讨了城乡已诊断和未诊断糖尿病老年人的社会经济预测因素，研究表明城市老年人患糖尿病的频率显著高于农村老年人，这与女性的婚姻状况和男性职业显著相关，女性患糖尿病患病的独立危险因素为体重指数和婚姻状况，而男性患糖尿病患病的独立危险因素仅为体重指数；Omelan 等（2020）探讨了波兰东北部农村与城市老年人的身体成分差异，研究表明城市与农村老年人的体重之间存在显著的差异，城市老年女性体重显著低于农村老年女性，农村老年女性具有最高的体重指数、体脂百分比、内脏脂肪水平和肥胖程度，她们可以被视为年龄相关疾病和较低生活质量的高危人群，而城市老年男性的身体成分参数最佳，他们属于疾病风险最低的群体；Danat（2020）探讨了老年人超重和肥胖的影响因素，研究表明城乡老年人超重和肥胖率存在显著的差异，这种差异的影响因素包括性别、低教育程度、低收入、居住在城市地区、已婚、看电视/读报以及基线高血压等；Greaney 等（2019）探讨了关节炎、肥胖的城乡差异，研究表明老年人患关节炎、肥胖的比率存在显著的城乡差异，城市老年人的关节炎、肥胖率显著高于农村老年人；Llibre Rodriguez 等（2018）

探讨了拉丁美洲、中国和印度城乡 65 岁以上老年人衰弱的患病率及其相关性，研究表明中国农村（5.4％）和城市（9.1％）的患病率较低，其他地区的患病率在 12.6％到 21.5％之间，控制年龄、性别和教育程度后，年龄较大、女性性别、社会经济地位较低、身体损伤、中风、抑郁症、痴呆症、残疾和依赖性以及高医疗成本对衰弱有显著的正向影响；Arjuna 等（2017）探讨了印度尼西亚老年人营养摄入与健康状况的关系，研究表明与城市老年人相比，农村老年人教育水平和收入较低，住院人数较多，膳食蛋白质摄入较少，认知功能较低，营养状况和握力较差；Pereira 等（2016）探讨了巴西老年人的营养状况，研究表明农村地区（26.3％）、东北部（23.7％）和中部地区（20.9％）的老年人体重不足更为普遍，南方（45.1％）、东南部（38.3％）和城市（39％）的老年人肥胖更为普遍，其中营养状况是其体重差异的重要预测因素；Supiyev 等（2016）探讨了城乡老年人糖尿病患病率、认知和治疗及其相关性，研究表明城市 50～75 岁居民糖尿病患病率（16.3％）几乎是农村（8.6％）的两倍，糖尿病患病率与年龄、性别、高血压、肥胖等显著相关；Batsis 等（2016）探讨了老年人的自评体重指数状况，研究表明农村老年人肥胖的比例较高，体质健康状况显著低于城市老年人；Nakua 等（2015）探讨了加纳老年人群慢性肌肉骨骼疾病负担的性别差异，研究表明居住地（农村和城市）对慢性背痛和关节炎/关节疼痛患病率的影响显著，而社会经济地位、教育水平和职业地位方面的差异也显著。

2. 国内城乡老年人体质健康差异的现状

20 世纪 90 年代以来，随着社会经济转型的深入，体质健康的城乡差异问题开始受到我国学者的关注与重视。由于青少年体质健康状况持续下降，因此，青少年学生体质健康的城乡差异现状备受关注，研究者开展了许多研究工作。例如，朱政（2021）探讨了 9～17 岁儿童青少年身体活动与体质健康的关系，研究表明与农村儿童青少年相比，城市儿童青少年体质达标的可能性更低，但体质优良的可能性更高，更有可能超重和肥胖；成刚等（2021）探讨了青少年体重对学业成绩的影响，研究表明我国初中生体重水平存在显著的性别与城乡差异，男生较女生更易处于异常体重状态，城镇学生更易超重及肥胖，农村学生更易低体重；韩振勇（2021）探讨了1985—2014年汉族7～18岁学生身体素质的差异，研究表明学生身体素质指标成绩存在城乡差距，1985年城市学生身体素质明显要优于农村学生，到2014年，除了女生800米外，农村学生其余各项指标均完成对城市学生的超越；景怀国等（2021）对全国第六次体质调研中广东省大学生体质调研的数据进行分析，结果表明，广东大学生身高、体重与2005年相比明显增高，身体发育状况明显得到改善，但城乡差异依旧存在，身体机能发育趋于稳定，城市学生肺活量指标优于农村学生，男生优于女生。

新中国成立以后，通过我国第一代、第二代劳动者的建设，我国工农业生产得到快速发展，人民生活水平显著提高。但是，我国第一代、第二代劳动者现在正逐步走向老龄化、高龄化，他们的体质健康水平受到社会和学术界的广泛关注。目前，在城乡老年人体质健康差异的现状研究方面，Lee等（2021）探讨了我国老年人体重指数的地区和地理差异，研究表明与农村老年人相比，城市老年女性从非肥胖到肥胖的体重变化率更高，但是城市与农村老年男性之间差异不显著；Huang等（2021）探讨我国城市和农村老年人社区绿化程度与高血压之间的关系，研究表明在中国农村老年人中，较高的社区绿色度与较低的高血压患病率直接相关，但在城市地区相关不显著；陈力（2019）探讨山西省老年人体质健康状况，研究表明农村老年人在身体形态、身体机能和身体素质三个方面全面落后于城镇老年人，其中，农村老年人在《国民体质测定标准》"合格"等级比例上显著低于城镇老年人，农村老年人整体的体质健康水平较之城镇老年人的差距显著；向政等（2019）探讨了湖北省贫困山区老年高血压患病的影响因素，研究表明农村老年人高血压患病率低于城镇老年人；许彩会（2018）探讨了老年人功能性体适能的城乡差异，研究表明城市老年人30秒坐站、抓背测验和2.4米绕行指标优于农村老年人，而坐位体前屈和2分钟踏步指标农村老年人表现优于城市老年人，城市老年人下肢力量素质、上肢柔韧性素质、敏捷与动态平衡素质在大部分年龄段中优于农村老年人，而大部分年龄段的农村老年人下肢柔韧素质，以及80岁及以上年龄段男性老年人的有氧耐力素质优于城市老年人；王祥全等（2017）探讨了城乡60～69岁老年人身体形态、功能指标的差异，研究表明城乡男性 60～64 岁老年人身高、体重、胸围、收缩压、舒张压、布兰奇指数差异显著，城乡女性老年人身高、体重、胸围、收缩压、脉压、布兰奇指数等差异显著，而 65～69 岁男性城乡老年人身高、腰围、胸腰比、脉压、布兰奇指数差异显著，城乡女性老年人体重、胸围、腰围、收缩压、肺活量和布兰奇指数差异显著；黄天云（2017）探讨长春市 60～69 岁老年人的体质状况，研究表明在身体形态方面，城镇老年人肺活量、体重平均数、体重指数、超重率和肥胖率显著高于农村老年人，而且在身体机能方面，城镇老年人安静脉搏平均数显著高于农村老年人，此外在身体素质方面，城镇老年人握力平均数、单脚站立时间平均数大于农村老年人，而选择反应时平均数均小于农村老年人；谌晓安（2017）探讨武陵山区 60～69 岁老年人体质变化状况，研究表明城镇、农村男性老年人体质合格率存在显著的差异，而城镇、农村女性老年人体质差异不显著；张保国等（2016）探讨老年人体质状况的差异，研究表明老年男性身体形态的城乡差异不显著，但城镇老年女性的身体形态略优于农村，而且城镇老年男性身体功能明显优于农村，在城镇老年女性的身体功能中，除肺活量明显优于农村外，其余心肺功能指标差异不显著，此外城镇老年人的力量、柔韧性、反应能力均明显优于农村老年人，神经系统等的退化程度小于同龄的农村老年人。

综上所述，城镇老年人体质健康存在的问题很多，尤其是超重与肥胖等问题已经成为影响城镇老年人群体质健康的突出问题，农村老年人身体形态优于城镇老年人；城乡老年人在身体机能与身体素质方面存在显著的差异，这种差异主要表现为城镇老年人的身体机能与身体素质均优于农村老年人。而且，随着我国城镇化发展，城乡结合区的发展受到重视，然而城乡结合区的探讨十分少见。

2.4.4 城乡老年人体质健康差异的影响因素

1. 国外城乡老年人体质健康差异的影响因素

无论是发达国家还是发展中国家，在工业起步及工业化、城市化发展阶段，城乡普遍存在着明显的二元经济结构，导致工业成为相对发达的产业，而农业则相对落后，其直接表现为除收入差距之外，还表现为农村居民的生活水平、享受的体育公共服务、个人体质健康、身体活动水平以及疾病预防和医疗保障水平也落后于城市居民，而体育交往则是促进城乡居民文化交流、加强城乡融合发展的黏合剂，因此一些学者探讨了国外城乡体质健康差异的影响因素。

目前，在城乡体质健康差异的研究中，儿童青少年体质健康城乡差异的原因受到学术界的重视。例如，Nevill 等（2021）探讨了儿童心肺健康和心脏代谢风险的建成环境差异，研究表明农村儿童的心肺功能最高、心脏代谢风险最低，城镇周边儿童的心肺功能最低，城镇中心儿童的心脏代谢风险最高，而建成环境是影响儿童心肺健康的重要因素；Drenowatz 等（2020）探讨了城市与农村 6～11 岁儿童体质健康的差异，研究表明生活环境是促进积极生活方式、增强身体健康的潜力因素，也是影响城乡儿童体质健康差异的重要因素；Nicosia 等（2020）探讨了基于学校的国家体重指数（BMI）健康评估政策与农村、城市学校儿童体重指数结果的关系，研究表明评估政策对城乡儿童体重指数结果和健康行为的影响存在显著的差异，与城市儿童相比，评估政策对农村儿童体重指数的影响更大；Rivera-Ochoa 等（2020）探讨了城乡青少年体质健康的影响因素，研究表明城乡青少年在身体成分、体质、身体活动和营养状况方面存在显著的差异，城市青少年的肌力、速度敏捷性和柔韧性得分较高，而农村青少年的久坐行为普遍较低，健康和肥胖状况也较低，地理环境、文化环境和生活方式等对城乡青少年体质健康差异产生了显著的影响；Mendoza-Castejón 等（2020）探讨了城乡小学生心理生理应激标记物与行为的差异，研究表明农村小学生的副交感神经调节和体育成绩显著高于城市小学生，城市小学生在状态焦虑、完成任务的能力、体育活动习惯等方面得分更高，而状态焦虑、营养信息和体育活动习惯等因素对城乡小学生体质健康、体育成绩等产生了显著的影响。

在老年人口迅速增加、城乡融合快速发展的今天，世界各国都在寻找解决与老年人有关的生理、心理和社会经济等问题的有效方法，其中老年人体质健康尤为受到关注。例如，Tungu 等（2020）探讨了城乡老年人与健康有关的生活质量的影响因素，研究表明健康状况良好的城乡老年人与健康有关的生活质量高于健康状况较差/中等的老年人，并且随着年龄的增长而降低，且收入和受教育程度与健康有关的生活质量呈正相关；Seo 等（2020）探讨了老年人饮食模式与肌肉力量之间的区域差异，研究表明握力差的老年人占农村老年人的 25.8％，城市的占 20.6％，大城市的占 17.9％，老年人的肌肉力量与饮食习惯的相关高于肌肉力量与居住区域（城市/大城市/农村）的相关；Shahar 等（2019）探讨了城乡老年人体质健康的影响因素，研究表明城乡老年人体质健康的影响因素差异显著，这种差异主要体现在社会经济地位、膳食纤维摄入量、残疾程度等方面；Karthikayini（2019）探讨了老年衰弱状况的影响因素，研究表明农村地区老年人的衰弱患病率为 53.75％，城市地区为 59.8％，与农村地区的非衰弱人群相比，衰弱老年人的糖尿病、高血压和酒精中毒患病率更高，而在城市地区，糖尿病和酗酒的发病率较高；Ocampo-Chaparro 等（2019）探讨了老年人衰弱与社会因素之间的关系，研究表明与衰弱显著相关的因素是年龄较大、生活在农村地区、教育程度低、医疗条件较多、当前收入不足以及儿童时期经济状况不佳等；Hanindriyo 等（2018）探讨了居住特征对老年人口腔健康状况与体重指数的影响，研究表明"口腔卫生指数差，农村"组与低体重指数显著相关，而"口腔卫生指数良好，城市"组差异不显著，因此低体重指数、良好口腔卫生指数差与农村居住特征显著相关；Mazocco 等（2018）探讨了城乡老年女性肌肉减少症的差异，研究表明城市女性老年人的肌肉减少症患病率显著高于农村女性老年人，受教育程度、职业、社会经济地位、吸烟状况、生活环境等与城乡老年女性肌减少症显著相关；Hodgkin 等（2018）探讨了农村老年人健康状况的预测因素，研究表明农村老年人身体健康、心理健康与感知健康显著相关，而且农村老年人健康状况比城市老年人差，而孤独感和社会资本是这种差异的预测变量。

2. 国内城乡老年人体质健康差异的影响因素

目前，国内有关城乡体质健康差异的影响因素探讨中，也是从青少年的探讨扩展到老年人群体。其中，城乡青少年学生体质健康差异的影响因素探索受到学者重视。例如，Yang 等（2021）探讨了云南省 9～17 岁儿童青少年高血压的患病趋势，研究表明社会、学校、家庭等因素导致城乡儿童青少年高血压患病率呈现显著差异；陈孝萍（2020）探讨了赣州市 13～18 岁中学生体质健康的影响因素，研究表明在影响中学生体质健康的"家校社"因素中，家庭因素有父母学历、职业、家庭收入、父母身体活动、父母鼓励和陪伴及家庭体育金钱投入，学校因素有学校场地器材、课外体育锻炼时间和氛围及学生上下学交通方式；社区因素有社区免费开展青少年体育培训情况、社区青少年体育组织及社区锻炼设施，其中家庭因素主要对身体素质和体质总成绩影响较大，社区因素主要对身体素质和视力影响较大，然而该研究仅仅探讨了影响城乡中学生体质健康的"家校社"因素，缺乏对青少年心理因素的关注；Zhu 等（2019）探讨了我国儿童青少年体育活动、视屏时间和超重/肥胖之间的关系，研究表明儿童青少年超重与肥胖的发生率存在显著的城乡差异，与农村儿童青少年相比，性别、社会、经济等因素使得城市儿童青少年超重和肥胖的发生率更高；Liu 等（2018）探讨了我国3～6岁儿童体质健康差的风险因素，研究表明父母教育、儿童年龄、儿童体重指数、儿童身体活动时间等因素是我国城乡儿童体质健康差的重要影响因素；Lo 等（2017）探讨了我国台湾初中生学校环境、课外体育活动与体质健康的关系，研究表明学校环境、课外体育活动等对城乡初中生体质健康差异影响显著。

那么，影响城乡老年人体质健康差异的原因是什么呢？国内学者 Ding 等（2020）探讨了我国中老年人吸烟、酗酒、不运动和肥胖的关系，研究表明中老年人酗酒、吸烟和缺乏运动导致的肥胖发生率在农村和城市地区之间存在显著的差异；Ji 等（2020）探讨了北京市社区老年人正常体重肥胖的患病率，研究表明城市老年人的肥胖率显著高于农村老年人，且随年龄增长肥胖率显著增加；Chen 等（2019）探讨了老年人残疾与体重指数的城乡差异，研究表明城市老年人体重指数与残疾之间存在显著相关，而农村老年人体重指数与残疾的相关不显著；向政等（2019）探讨了湖北省贫困山区老年高血压患病的影响因素，研究表明农村老年人的高血压患病率低于城镇老年人，向心性肥胖是高血压的危险因素；Song 等（2019）探讨了老年人高血压患病率及危险因素的城乡差异，研究表明城乡老年人高血压患病比例差异不显著，但是在城市地区，高血压与男女识字率、糖尿病、男性高体重指数、戒烟、女性体力活动和血脂异常显著相关，在农村地区，高血压与年龄较大、男性和女性体重指数较高以及男性血脂异常显著相关；许彩会（2018）探讨了老年人功能性体适能城乡差异的影响因素，研究表明老年人不同功能性体适能指标的城乡差异值随着年龄增长呈现不同的变化特点；Zhang 等（2017）探讨了我国老年人获得医疗保健与健康结果之间的城乡差异，研究表明由于农村老年人获得医疗保健的机会显著低于城市老年人，导致农村老年人日常活动能力受损、残疾的概率明显高于城市老年人；付近梅等（2016）探讨了江西省老年人心血管机能相关体质的城乡差异，研究表明城乡老年人安静心率、血压和体重指数等方面差异不显著，但肺活量差异显著，城镇老年人肺活量高于农村老年人，这是由于城镇、农村老年人劳动和锻炼机会的差异有关；窦正毅等（2015）探讨了广西老年人高血压现状及影响因素，研究表明城乡老年人高血压患病率差异不显著，影响城乡老年人高血压的主要因素为性别、体重指数和腰臀比，且高腰臀比所引起的腰围肥胖更能反映对高血压的影响。

综上所述，随着我国从城乡二元结构到城乡融合发展，城乡体质健康差异的影响因素越来越受到关注，"城乡老年人体质差异"成为了老年人体质研究领域的热点主题（陈峥 等，2016）。一方面，在城乡体质健康差异的影响因素研究中，青少年学生群体的探讨较为多见，然而对老年人群体体质健康城乡差异影响因素的探讨相对较少；另一方面，现有老年人体质健康城乡差异的影响因素探讨中，大都是在分析老年人体质健康城乡差异的基础上，针对老年人体质健康中身体形态、身体机能、身体素质某一方面的影响因素探索较多。因此，在分析城乡老年人体质健康差异现状的基础上，系统地分析老年人体质健康城乡差异的影响因素具有广泛的发展前景和重要的实践应用价值，值得进一步深入探讨。

2.4.5　城乡老年人体质健康的干预研究

1. 国外城乡老年人体质健康的干预研究

从 20 世纪初期或中期以来，发达国家逐步走上工业反哺农业、城乡协调发展的道路，都注重城乡老年人体质健康的干预研究，凸显体育在促进城乡融合发展过程中的重要作用。因此，如何让城市老年人在生活中享受健康、活得快乐，实现健康老龄化广泛受到关注。例如，Bennett 等（2020）采用实验组—对照组前后测实验设计，以城市不同社区 62 名老年人为被试，探讨 12 周适应性探戈干预 (adapted tango intervention) 对老年人运动功能的影响，研究表明干预后老年人平衡、耐力、手动双重任务等都得到显著改善；Murayama 等 (2020) 探讨了基于社区卫生工作者的干预措施对日本社区老年人饮食习惯的影响，研究表明与延迟干预组相比，即时干预组的饮食多样性得分在最初的 2 个月内显著增加，在随后的 2 个月内，干预措施也产生了类似的效果；Recio-Rodríguez 等 (2019) 探讨了智能手机和智能带 (smartband) 技术对生活方式的影响，实验对象为西班牙城市卫生中心 65～80 岁、没有心血管疾病或认知障碍的老年人，其中实验组被试使用智能手机应用程序 3 个月，以此收集有关身体活动的信息，以及每日营养成分自我报告的信息，因变量是加速度计测量的步数变化、地中海饮食的坚持程度、坐姿时间、身体组成、生活质量、日常生活活动的独立性和认知能力，但是该研究的结果将在后续研究中呈现；Bammann 等 (2018) 采用实验组—对照组前后测实验设计，实验对象为城市 65～75 岁老年人，实验组实施以社区为基础的参与性 (community-based participatory research) 干预，对照组不进行干预，前后测实施 7 天加速计测量、体能测试、血压、基本人体测量和自填问卷，该研究的结果同样将在后续研究中呈现；Eggenberger (2017) 采用实验组—对照组前后测实验设计，探讨认知—运动交互训练 (interactive cognitive-motor training) 对老年人认知能力与脑功能的影响，研究表明认知—运动交互训练能有效地改善老年人的执行功能 (转换注意力和工作记忆)、步态表现、身体功能，并能降低跌倒频率；Wayne 等 (2017) 以 16 个城市老年人为被试，探讨太极拳干预 (tai chi) 对老年人健康和医疗利用功能的影响，研究表明太极拳干预对老年人身体功能和医疗利用率 (急诊、住院、熟练护理和疗养院入院) 等有显著的影响。

由于城市老年人体质健康优于农村老年人，尤其是身体机能与身体素质方面，因此农村老年人体质健康的干预促进研究受到重视。例如，Batsis 等 (2021a) 对 106 名农村老年人进行了为期 6 个月的以技术为基础的农村体重管理干预 (technology-based rural weight management intervention)，研究表明被试体重、30 秒坐立重复、6 分钟步行均得到改善；Batsis 等 (2021b) 对 28 名肥胖农村老年人进行为期 12 周的减肥干预（weight-loss intervention），结果表明实验组与对照组被试 6 分钟步行、步速、五次坐站时间得分之间差异显著；Wilc-zynska 等（2020）以 59 名农村中老年人为被试，探讨了智能手机 eCoFit App 干预对有氧体能、功能性移动能力、血压、腰围等的影响，研究表明在 6 周时，被试有氧健身、功能性活动能力、上下半身肌肉健身、收缩压和腰围得到改善，在 20 周时有氧健身、功能性运动、上下半身肌肉健身和收缩压的效果更显著；Pul-lyblank 等（2020）采用实验组—对照组前后测实验设计，探讨了强壮心脏、健康社区（strong hearts，healthy communities）干预对改善农村社区女性（实验组平均年龄为 59.0 岁，对照组平均年龄为 58.7 岁）功能性体适能的影响，研究表明实验组力量和耐力显著提升，身体机能显著增强；Oh 等（2020）采用实验组—对照组前后测设计，探讨了以社区为基础的结合锻炼和健康教育的干预（community-based integrated exercise and health education programs）对农村膝关节炎老年人活动功能的影响，研究表明实验组定时椅架（timed chair stand）、"起立-行走"计时（timed up and go）、步速（gait speed）、伸膝肌力（knee ex-tensor strength）都得到了显著的改善；Batsis 等（2020）探讨了以社区为基础的减肥干预（community-based weight-loss intervention）对农村肥胖老年人体质健康的影响，研究表明老年人的体重、体重指数、腰围、握力、步速和 5 次坐-站转移时间都得到了显著的改善；Singh 等（2020）探讨宗教/精神实践（reli-gious/spiritual practices）干预对农村来年人幸福感的影响，研究表明现场实验组参与者在身体健康、身体平衡和自我护理方面有显著改善，先前存在 reli-gious/spiritual 实践的从业者与非从业者得分之间的差异显著；Joo 等（2019）采用实验组—对照组前后测实验设计，探讨了老年福利中心锻炼计划（senior welfare center exercise program）对农村老年人身体形态与素质、心血管健康相关因素的影响，研究表明实验组与对照组之间体重、体重指数、体脂百分比、肌肉质量、收缩压、舒张压、血糖、总胆固醇、低密度脂蛋白胆固醇和甘油三酯的差异不显著，但腰臀比在 6 个月和一年后显著降低、握力显著增加，一年后农村老年人高密度脂蛋白胆固醇水平显著升高；Jang 等（2018）采用实验组—对照组前后测实验设计，探讨了基于可穿戴设备的步行程序（wearable device-based walking programs）对农村老年人体质健康与身体活动的影响，研究表明步行程序对农村老年人体重、体重指数和体质健康都有显著的改善效应。

2. 国内城乡老年人体质健康的干预研究

目前，国内城乡老年人体质健康的干预研究涉及城市、农村两个老年人群体，现有研究大都将两个群体分开来进行干预，分别探讨相关干预对体质健康的影响，其中城市老年人体质健康的干预促进研究受到重视。例如，张甲秀等（2021）探讨了广场舞对城市女性老年人体质、情绪及睡眠质量的影响，研究表明实验组体质状况明显改善，体重指数、坐位体前屈、肺活量、握力、闭眼单足站立及反应时测评结果优于实验前及对照组；薛珊（2021）探讨了饮食日记管理对老年食管癌术后出院患者营养状况的影响，研究表明干预一个月后，实验组与对照组患者的体重、体重指数均有所下降，但实验组患者体重和体重指数的下降程度显著低于对照组，因此饮食日记管理方案可在一定程度上改善患者的体重、体重指数和血清白蛋白、前白蛋白、血红蛋白水平及营养风险状况；邹吉玲（2020）探讨了寒地东北城镇老年人的体质特征与运动促进，研究表明实验组高血压患者的收缩压、舒张压、体重指数、脂肪量、内脏脂肪等级、皮下脂肪含量等显著降低；金尚璐（2020）探讨了规律运动对低龄老年健康相关生命质量的影响，研究表明实验组心功能储备、身体成分、身体机能与身体素质得到显著改善；吴涵（2020）探讨了基于说服式模型的城市社区老年人体力活动的干预促进效应，研究表明干预后老年人耐力能力、上肢力量能力、下肢力量能力等体力活动能力较干预前、对照组均有显著提高；石玺传（2019）探讨了运动干预对南宁城市社区老年人体质健康的影响，研究表明运动干预显著改善了超重老年人体重指数，男性老年人的腰臀比显著下降，安静脉搏趋于稳定，收缩压、舒张压、布兰奇心功指数显著降低，肺活量、坐位体前屈检测值、闭眼单脚站立显著提升；陈涛（2016）探讨了网球运动对老年人身体健康及生活满意度的影响，研究表明实验组腰围、胸围、臀围等身体形态指标差异显著，心率、收缩压、舒张压等身体机能指标显著改善，握力等身体素质以及生活满意度显著提升。

目前，随着农村振兴战略的实施，农村老年人体质健康的干预研究开始受到学者的关注。例如，陈以俊（2020）探讨了健脑运动介入对于不同城乡女性老年人体适能与视觉反应能力的干预效果，研究表明健脑运动介入能有效地提升不同城乡女性老年人的体适能与视觉反应能力；李宏洁（2020）探讨了"互联网＋"背景下农村老年人积极老龄化干预方案的构建与效果评价，研究表明实验组积极老龄化、健康行为能力、社会支持感、对休闲利益的认知显著提升；张鹤（2019）探讨了基于认知功能障碍（cognitive impairment）模型的中老年人认知功能障碍模拟的干预效果，研究表明对农村老年人，仅体重指数和社会活动两因素能有效降低认知功能障碍发生的风险；盛爱萍等（2017）探讨了农村老年慢性病患者综合老年评价的干预效果，研究表明干预后，干预组体重指数和腰围显著降低；王羽晗（2014）探讨了"以自我管理为主，家庭、社区支持为辅"的干预模式对农村慢性病老年人群健康促进的效果，研究表明干预后人群平均收缩压、舒张压、血糖显著下降，健康知识知晓情况、健康态度、健康行为显著提升。

综上所述，近年来，城市、农村老年人体质健康的干预研究开始受到了国内外学术界的关注。但是，一方面，在城乡老年人体质健康的干预研究中，城乡结合区的探讨十分少见；另一方面，城市老年人体质健康的干预研究较为多见，而农村老年人体质健康的干预相对较少。我国国民体质健康监测与研究表明，城乡老年人体质健康存在显著的差异，农村老年人身体形态优于城市老年人，而城市老年人身体机能与素质优于农村老年人。因此，为了缩小城乡老年人体质健康的差距，本研究分别针对城镇与城乡结合区/农村老年人进行干预。

2.5 　以往研究的主要结论以及有待进一步研究的主要问题

2.5.1 　以往研究的主要结论

"十四五"以来，我国新型城镇化进程稳步推进，取得了历史性成就，城镇化空间格局持续优化，城镇化水平和质量大幅度提升，农村人口市民化成效显著，城市可持续发展能力持续增强，形成了以人为本、四化同步、优化布局、生态文明、文化传承的特色新型城镇化道路，城乡融合发展体制机制和政策体系基本确立，城乡要素自由流动、平等交换和公共资源合理配置稳步推进，城乡居民收入比不断缩小①，为我国经济实现持续快速增长和城乡居民生活持续改善做出了极为重要的贡献。但是，由于我国"城乡二元"由来已久，而且未来很长时间内都会面临城乡二元结构长期存在的基本事实，导致城乡发展不平衡、不协调的矛盾依然突出（周立，2016）。此外，在健康中国建设中，群众体育成为了限制我国体育事业发展的瓶颈，主要表现为总体发展水平不高、城乡差异显著、区域不平衡等，其原因主要是竞技体育优先战略、城乡二元结构、区域社会经济发展的差异等（刘小俊，2010）。因此，2015年，党的十八届五中全会首次提出推进"健康中国"建设，在健康中国的战略实施中，特别提到了我国要积极应对人口的老龄化趋势，积极提高老年人群体的健康水平。而且，目前体育和医学两大学科、知识体系形成你中有我、我中有你、相互联系、相互交叉渗透、相互促进的发展新格局，其本质是探索一条运动促进健康之路，最终目的是解决关系我国国民健康的问题，实现健康中国、体育强国的战略目标（余清 等，2018）。在此背景下，城乡老年人体质健康差异问题备受学者关注，以往研究的主要结论为：

（1）2018年是农村改革40周年，也是党的十九大提出实施乡村振兴战略的开局之年。2018年7月，国家体育总局、国务院扶贫开发领导小组办公室联合印发了《关于体育扶贫工程的实施意见》，提出"将体育扶贫纳入脱贫攻坚总体部署和工作体系"。因此，党的十九大报告强调，要建立城乡融合的体制机制，这是实现乡村振兴、推进农业农村现代化的关键。而且，国民体质监测和学者（e.g.，Huang et al.，2021；Lee et al.，2021；Puzianowska-Kunicka et al.，2021；Danat 2020；Omelan et al.，2020；陈力，2019；向政 等，2019）对城乡老年人体质健康的现状进行了剖析，表明我国老年人体质健康存在很多问题，尤其是超重与肥胖等问题已成为老年人群质健康的突出问题，而且城乡老年人在

① 《"十四五"新型城镇化实施方案》，https://www.ndrc.gov.cn/fggz/fzzlgh/gjjzxgh/202207/t20220728_1332050.html? code=&state=123。

身体形态、身体机能与身体素质方面存在显著的差异，但是这种差异主要表现为城市老年人的体质健康状况整体上优于农村老年人，城乡老年人体质健康的差异给政府相关体育部门带来了新的挑战，需要了解城乡老年人体质健康差异的现状，从而有针对性地制定对策来缩小城乡老年人体质健康的差距。

（2）新中国成立后，健民强国成为了永恒主题。体质健康是指人体的质量，它是在遗传性和获得性基础上，表现出来的人体形态结构、生理机能和心理因素、对环境的适应能力等要素组成的相互联系的综合体系，它不仅受遗传的先天因素影响，而且也受生活形态、个体态度、自然环境及社会环境等后天因素的影响。学术界在对城乡老年人体质健康差异的影响因素进行理论研究的同时，开展了一系列实证研究，相关研究主要关注城乡老年人体质健康差异与年龄（Ji et al.，2020；Tungu et al.，2020；许彩会，2018）、酗酒、吸烟与缺乏运动（Ding et al.，2020）、饮食习惯（Seo et al.，2020）、社会经济地位、膳食纤维摄入量与残疾程度等（Shahar et al.，2019）、获得医疗保健的机会（Zhang et al.，2017）、劳动和锻炼（付近梅 等，2016）等因素，这些方面在以往城乡老年人体质健康差异的影响因素文献中都存在相应的线索。

（3）老年人体质健康促进是全球范围都有重大影响的社会议题，《健康中国行动（2019—2030 年）》（2019 年）提出，"加强体医融合和非医疗健康干预，促进重点人群体育活动……突出解决妇女儿童、老年人、残疾人、低收入者等重点人群的健康问题"，这给增强老年人体质健康的任务提出新的课题和挑战。因此，如何发挥体育工作在促进城乡老年人体质健康水平提升中的作用，从而缩小城乡老年人体质健康差距，这已成为目前迫切需要解决的问题。其中，锻炼干预（e.g.，Batsis et al.，2021b；张甲秀 等，2021；Oh et al.，2020）、饮食干预（e.g.，Murayama et al.，2020；薛珊，2021；Recio-Rodríguez et al.，2019；盛爱萍 等，2017）以及以信息技术为基础的非面对面干预（e.g.，Batsis et al.，2021a；Wilczynska et al.，2020；Recio-Rodríguez et al.，2019；Jang et al.，2018）等对城乡老年人体质健康均具有促进作用。

2.5.2 有待进一步研究的主要问题

目前，人口老龄化已成为当今世界各国普遍面临的重大社会问题。我国已经步入老年型社会，我国人口老龄化具有两个明显特点：一是老年人口数量大；二是人口老龄化出现的时间短，但老龄化速度特别快，来势迅猛。而且，新中国成立初期建立并强化城乡二元体制，改革开放后城乡二元体制开始破除，党的十六大提出统筹城乡发展，十七大后推动城乡发展一体化，十九大提出城乡融合发展方略，虽然城乡关系一直在适时调整完善，但是由于体制因素和发展阶段共同导致的城乡二元结构明显、城乡发展融合程度低的局面，仍是目前我国面临的主要结构性问题之一（张军涛 等，2021；檀学文，2018）。由于城乡老年人受教育程度、工作性质、经济收入、居住环境、体育锻炼习惯、生活条件、饮食结构、疾病预防、医疗保障等多方面存在差异，导致城乡老年人体质健康差异显著，然而相关的探索仍处于被动发展阶段。体医融合的关键是养成健康生活方式，因此很有必要基于以往的研究成果，对体医融合背景下我国城乡老年人体质健康的差异及其干预促进进行系统的探索。具体来说，有待进一步研究的主要问题如下：

1. 城乡老年人体质健康差异的现状

我国有关体质健康城乡差异的探讨，源自 20 世纪 80 年代，于道中等学者（1982）在《关于〈国家体育锻炼标准〉年龄分组及标准制定方法的研究》一文中，认为由于城乡在生活条件、营养水平以及学校的体育设施和师资水平等方面存在差异，导致城乡学生在身体素质和运动能力等方面也存在显著的差异。后来，由学生体质健康的城乡差异发展到城乡老年人体质健康差异的探讨。目前，虽然全国性国民体质监测有多次，但这些调研只限于一般身体形态、身体机能、身体素质与运动能力横断面的测试。而且，国外有关城乡老年人体质健康差异的研究，大都针对体质健康的相关成分进行探析，例如体重指数（Puzianowska-Kunicka et al.，2021）、身体成分（Omelan et al.，2021）、超重/肥胖（Danat，2020）等方面；在国内，体重指数（Lee et al.，2021）、血压（Huang et al.，2021；向政 等，2019）、功能性体适能（许彩会，2018）等方面受到关注，然而针对整个体质健康指标进行探讨的研究少见（e.g.，陈力，2019；黄天云，2017；王祥全 等，2017）。最后，研究大都针对城镇（城市）与农村老年人进行探讨，有关城乡结合区（郊区）的探讨少见（代俊 等，2014）。为了解我国老年人体质健康城乡差异的现状问题，以便有针对性地探索相关对策，需要对城乡老年人体质健康的现状进行系统分析，为城乡老年人体质健康差异的影响因素及其实验干预研究提供基础，从而缩小城乡老年人体质健康的差距。

2. 城乡老年人体质健康差异的影响因素

人类体质及健康受先天遗传因素和后天行为、心理、环境等因素的相互作用、相互影响（Bouchard et al.，1994）。目前，与儿童青少年体质健康城乡差异的影响因素探讨相比，城乡老年人体质健康差异的原因分析相对较少。然而，导致城乡老年人体质健康差异的原因是多方面的，不仅包含城乡二元结构，而且涉及健康卫生和锻炼教育，甚至还与生活方式、健康信念相关。目前，国外现有研究针对老年人体质健康中身体形态、身体机能、身体素质某一方面的探索较多，例如年龄、收入与受教育程度（Tungu et al.，2020）、饮食模式（Seo et al.，2020）、社会经济地位、膳食纤维摄入量与残疾程度等（Shahar et al.，2019）受到关注；在国内，生活方式（吸烟、酗酒、不运动，Ding et al.，2020）、年龄（Ji et al.，2020；许彩会，2018）、获得医疗保健的机会（Zhang et al.，2017）、劳动和锻炼（付近梅 等，2016）等受到关注，然而针对整体因素的探讨少见（Chen et al.，2019；Song et al.，2019；向政 等，2019）。因此，本部分研究将对城乡老年人体质健康差异的影响因素进行全面、系统的探讨。

3. 城乡老年人体质健康差异的干预研究

城乡关系是在社会主义现代化建设进程中必须处理好的重大关系，《中共中央 国务院关于建立健全城乡融合发展体制机制和政策体系的意见》提出分三步走，到 21 世纪中叶健全城乡融合发展的体制机制，以缓解我国城乡发展不平衡问题，从而扎实推进共同富裕建设（李实 等，2021；赵天娥，2021）。体育是城乡融合发展的重要组成部分，需要在了解城乡老年人体质健康差异的现状及影响因素的基础上，有针对性地对城乡老年人进行分类干预。目前，虽然学者对城乡老年人体质健康的干预促进研究进行了一些卓有成效的探索，但从现有文献来看，相关研究存在一些不足之处：首先，现有干预研究大都关注城镇（城市）或者农村老年人进行干预，干预结果变量类似，主要涉及体质健康指标，例如体质（张甲秀 等，2021）、减肥（Batsis et al.，2021b）、体力活动能力（吴涵，2020）、运动功能（Bennett et al.，2020）、活动功能（Oh et al.，2020）、体质健康（石玺传，2019）等，没有针对城乡老年人体质健康的差异分别进行有针对性的干预；其次，干预效果衡量指标简单，主要关注体质（e.g.，Batsis et al.，2021a；Bennett et al.，2020；金尚璐，2020；Wilczynska et al.，2020；邹吉玲，2020；张鹤，2019），缺乏对干预后锻炼心理与行为效果的衡量；最后，主要关注即时的干预效果，缺乏对干预后跨时段效果稳定性与长效性的衡量，这样导致很难探索指导城乡老年人选择提高体质健康实践的切实可行的干预方式。因此，本部分研究针对农村老年人身体形态优于城镇、城乡结合区老年人的特点，对城镇、城乡结合区老年人进行饮食指导结合体育锻炼干预，探讨它对城镇、城乡结合区老年人身体形态与生活质量的影响；针对城镇、城乡结合区老年人身体机能、身体素质优于农村老年人的特点，对农村老年人进行计划性锻炼课程干预，探讨它对农村老年人身体机能与素质、锻炼热情与体育锻炼行为的影响，从而为完善体质健康促进政策、缩小城乡老年人体质健康差异提供实证支持。

第3章 理论构思与总体思路

3.1 相关理论基础与本研究的构建

城乡二元经济结构一般是指以社会化生产为主要特点的城市经济和以小生产为主要特点的农村经济并存的经济结构（邹一南，2020；丁宁，2019；叶兴庆等，2014）。从工业革命到现在，世界的城市化进程已经走过了 200 多年，但是城市与农村仍然属于不同地域，农村居民体质健康和体育锻炼达标率往往低于城市居民（龚甫哲 等，2019），城乡老年人的体质健康差异引起了学者的广泛关注（e. g.，Duclos et al.，2022；Puzianowska-Kunicka et al.，2021；Ding et al.，2020；陈力，2019）。以改革开放为特征的现代中国工业革命，引领中国跃升为世界第二大经济体，谱写了中国经济发展的奇迹（丁宁，2019）。但是，作为"农民大国"的我国，长期以来的"城乡二元分隔"、农业现代化进程滞后于国家发展步伐，导致城乡发展不平衡、农村发展不充分问题成为社会主要矛盾的主要方面（叶兴庆 等，2014）。而城乡老年人体质差异是城乡发展不平衡的体现，因此，国民体质监测将老年人体质纳入监测工作中，先后进行了 2000 年、2005 年、2010 年、2014 年、2020 年五次全国范围内的老年人体质监测工作。而且，党的十八届三中全会报告中指出："城乡二元结构是制约城乡发展一体化的主要障碍。必须健全体制机制，形成以工促农、以城带乡、工农互惠、城乡一体的新型工农城乡关系，让广大农民平等参与现代化进程、共同分享现代化成果。"因此，缩小城乡老年人体质健康差异成为了实施乡村振兴战略、推进城乡一体化的重要内容之一。此外，2012年，我国首次引进了美国运动医学会提出的"运动是良医"理念，在中国提出了"体医融合"的概念（彭国强 等，2016），《"健康中国2030"规划纲要》等政策法规也强调"加强体医融合和非医疗健康干预"的学术研究。在此背景下，"体医融合"研究备受学术界重视。

目前，对于城乡老年人体质健康差异的现状方面，国外研究大都针对体质健康的身体形态、机能与素质的成分进行探析，例如体重指数（Puzianowska-Kunicka et al.，2021）、身体成分（Omelan et al.，2021）、超重和肥胖（Dan-at，2020）等方面；国内研究主要关注体重指数（Lee et al.，2021）、血压（Huang et al.，2021；向政 等，2019）、功能性体适能（许彩会，2018）等方面，然而针对整个体质健康指标进行探讨的研究少见（e.g.，陈力，2019；黄天云，2017；王祥全 等，2017）。而且，国内研究大都针对城镇（城市）与农村老年人的体质健康进行探讨，有关城乡结合区（郊区）的探讨少见（代俊等，2014）。其次，在老年人体质健康影响因素的研究方面，国外研究针对老年人体质健康中身体形态、身体机能、身体素质某一方面的影响因素探索较多，例如年龄、收入与受教育程度（Tungu et al.，2020）、饮食模式（Seo et al.，2020）、社会经济地位、膳食纤维摄入量与残疾程度等（Shahar et al.，2019）受到关注；在国内，生活方式（吸烟、酗酒、不运动，Ding et al.，2020）、年龄（Ji et al.，2020；许彩会，2018）、获得医疗保健的机会（Zhang et al.，2017）、劳动和锻炼（付近梅 等，2016）等受到关注，然而针对城乡老年人体质健康整体因素的探讨少见（Chen et al.，2019；Song et al.，2019；向政等，2019）。最后，在体质健康干预研究方面，现有研究大都针对城镇（城市）、农村老年人进行分类干预，干预结果变量类似，主要涉及体质健康指标，例如体质（张甲秀 等，2021）、减肥（Batsis et al.，2021b）、体力活动能力（吴涵，2020）、运动功能（Bennett et al.，2020）、活动功能（Oh et al.，2020）、体质健康（石玺传，2019）等，没有针对城乡老年人体质健康的差异分别进行有针对性干预；而且，干预效果衡量指标简单，主要关注体质（e.g.，Batsis et al.，2021a；Bennett et al.，2020；金尚璐，2020；Wilczynska et al.，2020；邹吉玲，2020；张鹤，2019），缺乏对干预后锻炼心理与行为效果的衡量；最后，主要关注即时干预效果，对干预后跨时段效果稳定性与长效性的衡量缺乏，导致很难探索出切实可行的有效缩减城乡老年人体质健康差距的干预方式。

社会的进步、科技的发展为老年人体育活动创造了良好的环境，而且体育活动的健康效应已得到越来越多老年人的认同。但是，由于我国老年人口规模大、人口老龄化发展速度快、城乡体育资源配置差异大等，使得我们充分认识到加强老年人体育工作、缩小城乡老年人体质健康差距的紧迫性和重要性。那么，怎样破解城乡老年人体质健康差异的问题？需要在体医融合背景下，基于"是什么—为什么—怎么办"构思（见 1.2 节的研究目的），从整体上考虑城乡老年人体质健康差异的现状，基于此深入探讨影响城乡老年人体质健康差异的原因，并分别对城镇、城乡结合区、农村老年人的体质健康进行干预，以选择切实可行的干预方式来指导缩小城乡老年人体质健康差距的实践。理论上，这既是对我国体质学研究的一种完善，也是对《中共中央 国务院关于加强新时代老龄工作的意见》（2021 年）、国家体育总局《关于进一步做好老年人体育工作的通知》（2022 年）、《中共中央、国务院国家积极应对人口老龄化中长期规划》（2019 年）、《健康中国行动（2019—2030 年）》（2019 年）等老年人体育工作政策法规提出的"加强体医融合和非医疗健康干预，促进重点人群体育活动……突出解决妇女儿童、老年人、残疾人、低收入者等重点人群的健康问题"提供理论基础；实践上，本研究的研究结论能使城乡老年人体质健康差异的现状、影响因素更明确、更具体，并对处于"体医融合"时代背景下，我国政府体育、卫生等部门科学地、有针对性地缩小城乡老年人体质健康差距的实践有着重要的借鉴应用价值。

3.2 研究的主要内容与总体设计

1. 城乡老年人体质健康差异的现状

在乡村振兴、健康中国、共同富裕、应对人口老龄化等均上升为国家战略的背景下，随着我国人口老龄化速度的加快，缩小城乡老年人体质健康差异成为了一项减轻国家、社会和家庭负担的惠国惠民之举。然而，目前对于城乡青少年学生群体体质健康差异的现状关注较多，而对城乡老年人体质健康差异的现状关注较少。在此背景下，本部分研究基于城乡的界定以及老年人体质健康差异的相关研究，建立体质健康评价指标体系，分析城乡老年人在身体形态、身体机能与身体素质方面的现状，得出城乡老年人体质健康差异的特点与规律。

2. 城乡老年人体质健康差异的影响因素

随着生活质量以及医疗水平的不断提高，国民寿命不断增加，人口老龄化已成为广泛关注的社会问题，城乡老年人体质健康差异问题已成为"城乡统筹融合""城乡一体化""乡村振兴战略"亟需解决的问题，城乡老年人体质健康差异的影响因素同样引起了学术界的重视。由文献可知，导致城乡老年人出现体质健康差异的原因既包括个体特质与心理因素，也受到生活环境与生活方式的影响。本部分研究在分析国内外城乡老年人体质健康影响因素文献资料的基础上，对影响我国城乡老年人体质健康差异的因素进行深入探讨，分析造成我国城乡老年人体质健康差异的个体、生活环境、生活形态和心理因素，寻找城乡老年人体质健康差异的成因规律，为城乡农村老年人体质健康的干预研究提供理论支撑。

3. 饮食指导结合体育锻炼干预对城镇、城乡结合区老年人身体形态与生活质量的影响

随着社会物质的丰富、保障制度的完善、社会结构和生活方式的改变，城镇、城乡结合区老年人的生活越来越好，老年人的体质理应越来越健康。但是，近几十年来，我国城镇、城乡结合区老年人超重肥胖率迅速上升，身体形态素质已成为影响城镇、城乡结合区老年人体质健康的突出问题，也是城镇、城乡结合

区老年人面临的重大公共卫生问题。本部分研究根据是否运用非面对面的交互技术，将饮食指导结合体育锻炼干预分为群体干预和印刷品干预两种，探讨两种干预方法对城镇、城乡结合区老年身体形态、生活质量的影响。

4. 计划性锻炼课程干预对农村老年人身体机能与素质、锻炼热情与体育锻炼行为的影响

目前，国内外学术界已对于锻炼干预、体质健康促进进行了许多研究，并建立了相对完备的锻炼干预理论体系。而且，作为非医疗手段，锻炼干预对老年人群体的体质健康促进效应已得到国内外学术界广泛的认可，它是提高老年人体质健康水平的关键方式之一。针对城镇、城乡结合区老年人身体机能、身体素质优于农村老年人的现状，本部分研究探讨计划性锻炼课程干预对农村老年人身体机能与素质、锻炼热情与体育锻炼行为的影响，同时为了排除群体因素的影响而充分验证计划性锻炼课程干预的有效性，本部分研究额外增加一个控制组 A，控制组 A 实施自主性锻炼干预，以排除群体这种安慰剂效应的影响。

3.3　研究技术路线与构思

"生命在于运动""运动是良医""体医融合"等理念表明，体育锻炼或者运动从最开始就是为身体健康服务。人口老龄的快速化发展，必定会带来一些新的社会问题与矛盾，而增强老年人的体质健康水平是有效减缓人口老龄化所带来的社会性问题的有效措施，也是实施乡村振兴战略、实现体医融合发展的有效策略。在此背景下，本研究以城乡老年人为研究对象，探讨城乡老年人体质健康差异的现状、影响因素，以及分别对城镇与城乡结合区、农村老年人的体质健康状况进行干预实验，研究结论不仅有助于提高我国城乡老年人体质健康的基础理论研究水平，而且也为政府体育、卫生等部门有针对性地制定城乡老年人体质健康促进的政策法规，促进城乡体育文化活动的开展，缩小城乡老年人体质健康的差距，提高老年人体质健康和生活幸福感水平提供实践基础，使得研究具有重要的理论和实践意义。本研究的研究步骤、内容与目的如图 3-1 所示。

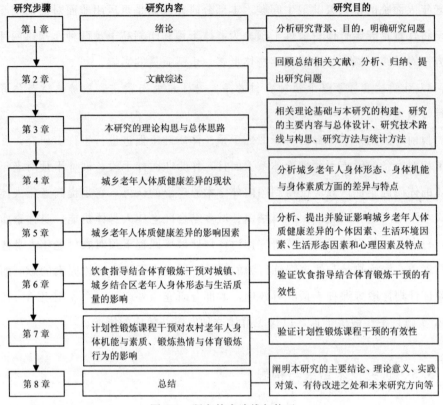

图 3-1　研究技术路线与构思

3.4　研究方法与统计方法

本研究所采用的研究方法包括文献研究、体质健康测试、问卷调查法和现场实验研究，研究方法多样，而且可行。通过文献研究，总结以往研究的进展和不足，并提出本研究所要解决的问题和初步理论构思；体质健康测试是依据《国民体质测定标准手册（老年人部分）》，测试指标包括身体形态（身高、体重、腰围和臀围）、身体机能（安静脉搏、收缩压、舒张压和肺活量）和身体素质（握力、坐位体前屈、30秒坐站、闭眼单脚站立和选择反应时）三类，用于收集城乡老年人体质健康数据；问卷调查法是本研究最为重要的研究方法，通过问卷调查收集数据，并对数据进行统计分析，从而对构思进行验证；现场实验法是运动心理领域流行的做法，它可以有效地探索更为根本的因果关系，采用该方法验证饮食指导结合体育锻炼干预与计划性锻炼课程干预的有效性显得可行而必要。然后，采用 SPSS22.0 软件进行统计分析，统计方法包括描述性统计（平均数、标准差、信度检验）、独立样本 t 检验、方差分析、多重比较、卡方检验。整个研究内容、研究方法和统计方法见表 3-1。

表 3-1　研究内容、研究方法与统计方法

研究内容	研究方法	统计方法
1. 城乡老年人体质健康差异的现状	体质健康测试	描述性统计（平均数、标准差、信度检验）、独立样本 t 检验、方差分析、多重比较
2. 城乡老年人体质健康差异的影响因素	体质健康测试、问卷调查	卡方检验
3. 饮食指导结合体育锻炼干预对城镇、城乡结合区老年人身体形态与生活质量的影响 4. 计划性锻炼课程干预对农村老年人身体机能与素质、锻炼热情与体育锻炼行为的影响	实验法、体质健康测试、问卷调查	描述性统计（平均数、标准差、信度检验）、配对样本 t 检验、方差分析、多重比较

第4章 城乡老年人体质健康差异的现状

4.1 研究背景

在国外，关于城乡老年人体质健康差异的现状研究方面，美国、英国、加拿大、日本等国将老年人体质健康融入国民体质监测中进行定期监测，并在体质监测报告中提出相应的城乡老年人体质健康问题（龚甫哲 等，2019；赵晓光，2018）。而且在学术界，一些学者也对国外城乡老年人体质健康差异的现状进行了探讨，例如 Ruchiwit 等（2021）探讨了泰国中部地区农村和城市老年人的整体体质健康状况，研究表明农村和城市老年人的整体健康水平存在显著的差异；Kumari（2019）探讨了印度老年人营养状况及其影响因素，研究表明城乡老年人体重差异显著，与从事服务业、商业等城市地区的老年人相比，从事农业的农村地区老年人低体重比例更高，超重比例更低；Goyal 等（2018）探讨了影响印度北部老年人血压季节变化的因素，研究表明与城市老年人相比，农村地区老年人的四季血压升高更为显著，其中冬季高血压患病率显著高于夏季。

随着人口老龄化的加剧，我国老年人口数量和比例在不断地上升，老年人的体质健康水平关系到国家发展、稳定团结与和谐社会、健康中国的建设。因此，关注老年人体育工作，提升老年人的体质健康与生活幸福感水平，已成为社会进步与国家发展的主要内容。我国学术界对城乡老年人体质健康的现状进行了许多探讨，国家层次监测也是将城乡老年人体质健康差异的现状融入国民体质健康监测之中。从国家层次上来说，国家体育总局和其他部委在先后进行了中国儿童青少年身体形态、机能和素质的研究（1979 年），全国学生体质与健康调研（1985年），全国职工体质调研（1994 年），中国国民体质监测系统的研究（1996 年），全国成年人体质监测（1997 年），全国幼儿和老年人体质调研（1998 年），中国国民体质数据的研制等课题，并于 2000 年正式在全国范围内实施国民体质监测制度。《第五次国民体质监测公报》显示，在身体形态方面，城镇老年人体脂率相对平稳，农村老年人 60 岁后体脂率下降较为明显，其中男性降幅更大，城乡差异增大；在身体机能方面，城镇老年人身体机能指标均高于农村老年人；在身体素质方面，城乡差异表现为城镇老年人身体素质均好于农村老年人，其中男性老年人城乡差异更为明显，农村老年人各指标下降速度快于城镇老年人，城乡差异逐步增大。

近年来，随着健康中国、体医融合、振兴乡村战略的实施，城乡老年人体质健康的差异受到社会关注，我国学术界也对城乡老年人体质健康差异的现状进行了探讨。例如，Jiang 等（2021）基于 2011 年和 2015 年中国健康与退休纵向研究（CHARLS）的数据，探讨了 60 岁以上老年人自我报告健康结果中的城乡差异，研究表明农村老年人的自评健康、功能性残疾和抑郁症的患病率显著高于城市老年人，这与教育水平和收入的城乡差异密切相关；Ji 等（2020）运用 2 393名北京社区老年人数据，探讨了我国社区老年人的肥胖率差异，研究表明北京市老年人超重和肥胖的比例分别为 35.5% 和 16.1%，其中肌肉性肥胖、正常体重肥胖和脂肪性肥胖的比例分别为 14.7%、10.7% 和 41.8%，中心性肥胖比例为62.3%，老年人肥胖率随着年龄的增长而下降，但女性的肥胖率高于男性，城市老年人的肥胖率高于农村老年人；Yang 等（2021）基于 2002 年、2005 年、2008 年、2011 年和 2014 年中国纵向健康长寿调查（CLHLS）的数据，探讨了我国"健康老龄化"的发展趋势，研究表明城镇男性老年人的平均健康水平较高，而女性、农村和城市老年人的健康老龄化趋势较强；王婧等（2019）根据

2010—2012 年中国国家营养与健康调查（CNNHS）的数据，探讨了 60 岁及以上居民营养状况及其影响因素，研究表明与城市居民相比，农村居民低体重率较高，而超重/肥胖率较低，且教育程度与居民低体重率与超重/肥胖率均呈正相关，身体活动水平与居民低体重率和超重/肥胖率均呈现负相关。

目前，随着社会老龄化的到来，老年人的身体及心理问题成为了社会关注的焦点；同时，老年人的体质特点及城乡差异性研究成为了各项研究切入点（黄天云，2017）。然而，目前国外有关城乡老年人体质健康差异的研究，大都针对体质健康的相关成分进行探析，例如体重指数（Puzianowska-Kunicka et al.，2021）、身体成分（Omelan et al.，2021）、超重和肥胖（Danat，2020）等方面；在国内，体重指数（Lee et al.，2021）、血压（Huang et al.，2021；向政 等，2019）、功能性体适能（许彩会，2018）等方面受到关注，然而针对整个体质健康指标进行探讨的研究少见（e. g.，陈力，2019；黄天云，2017；王祥全 等，2017）。而且，研究大都针对城镇（城市）与农村老年人进行探讨，有关城乡结合区（郊区）的探讨少见（代俊 等，2014）。与西方发达国家相比，我国人口老龄化出现的时间较晚，还没有全面掌握城乡老年人体质健康差异的特征。因此，很有必要深入对城乡老年人体质健康差异的现状进行分析，揭示城镇、城乡结合区、农村老年人体质健康差异的特点与规律，从而为政府体育、卫生等部门有针对性地制定城乡老年人体质健康促进政策法规，缩小城乡老年人体质健康的差距提供理论依据。

4.2 研究目的

本部分研究是基于城乡、老年人、体质健康的界定，以及城乡老年人体质健康差异现状的相关研究，采用体质测试的方法，对城乡老年人体质健康测试的数据进行描述性统计、独立样本 *t* 检验、方差分析和多重比较，以探索城乡老年人体质健康的现状及特点。

4.3 研究假设

目前，人口老龄化问题是世界各国都需要面对的问题，也是亟需解决的问题。联合国曾召开过两次以"人类老龄化"为主题的世界性大会，而且还将"老龄化问题"列入历届联合国大会的重大主题，警示各国牢记"21世纪的人口老龄化"是人类历史上的重大公共问题。我国党和政府更是非常重视我国人口老龄化问题，为了应对我国人口的老龄化，2019年中共中央、国务院发布的《国家积极应对人口老龄化中长期规划》更是将应对人口老龄化上升为国家战略。新中国成立以来，我国人民的体质健康水平不断提高，但是，老年人体质健康与慢性病密切相关，在推进健康中国的道路上，随人口老龄化而来的城乡老年人体质健康差异成为了亟待解决的问题。而且，由于长期以来城乡社会的二元分化的特征，使得我国形成了城镇和农村两个差别较大的区域，城乡老年人在经济水平、社会环境、教育程度、生活方式、健康意识等方面的不同，导致城镇、城乡结合区、农村老年人体质健康存在差异。基于上述分析，提出以下假设：

假设 1：城镇、城乡结合区、农村老年人的身体形态、身体机能和身体素质存在差异。

4.4 研究方法

4.4.1 被试选择

依据湖南省14个地州市的社会经济发展状况，采用分层抽样的方法，选取长沙、益阳、湘西自治州三地，每地随机抽取城镇、城乡结合区和农村社区各2个。在体质健康测试开始之前，主试告知被试自愿参加，无先天性及遗传性疾病，无严重器质性脏器病变，无自主行动障碍，能独立、安全地完成体质健康指标的测试，共抽取18个社区1 032名老年人进行体质健康测试。被试按年龄

（60～64 岁、65～69 岁）、区域（城镇、城乡结合区、农村）、性别（男、女）分组，其中 60～64 岁年龄段老年人 613 人（城镇男性 102 人，城镇女性 118 人，城乡结合区男性 96 人，城乡结合区女性 107 人，农村男性 87 人，农村女性 103 人），65～69 岁年龄段老年人 419 人（城镇男性 72 人，城镇女性 86 人，城乡结合区男性 64 人，城乡结合区女性 77 人，农村男性 52 人，农村女性 68 人）。

4.4.2 体质测试指标

根据本部分研究目的，按照《国民体质测定标准手册（老年人部分）》测试指标与要求，老年人测试前应保持安静状态，不要从事剧烈体力活动，确定测试指标包身体形态指标：（1）身高，反映人体骨骼纵向生长水平，使用身高计测试；（2）体重，反映人体发育程度和营养状况，使用体重秤测试；（3）腰围，经脐部中心的水平围长，或肋最低点与髂嵴上缘两水平线间中点线的围长，用软尺测量，在呼气之末、吸气未开始时测量；（4）臀围，反映髋部骨骼和肌肉的发育情况，测量时两腿并拢直立，两臂自然下垂，皮尺水平放在前面的耻骨联合和背后臀大肌最凸处；（5）体重指数（BMI，体重（kg）/身高^2（m^2）），它与人体脂肪含量呈正相关，是目前普遍应用的预测体脂含量的指标。

身体机能指标：（1）安静脉搏，它是最常用的、简便有效评价心功能的指标，安静心率主要反映出心脏与血管的功能水平，在正常情况下，安静脉搏低表明心血管机能良好；（2）血压，它是血液在血管内流动时作用于单位面积血管壁的侧压力，不仅代表着心脏泵血能力和血管弹性的强弱，同时亦是人体水盐代谢、内分泌机能、神经系统整合能力的综合体现，是心血管功能的重要指标；（3）肺活量，它是反映肺功能的主要生理指标，反映人体肺的容积和扩张能力，使用肺活量计测试，其中电子式肺活量计精度为 1 毫升，翻转式肺活量计精度为 20 毫升，桶式肺活量计精度为 50 毫升，测试时老年人深吸气至不能再吸气，然后将嘴对准肺活量计口嘴做深呼气，直至呼尽为止，测试两次，取最大值，记录以毫升为单位。

身体素质指标：（1）握力，反映人的前臂及手部屈肌群的静力力量，是上肢力量的常用指标之一，使用握力计测试，测试两次，取最大值，记录以千克为单位，保留小数点一位；（2）坐位体前屈，反映人体腰腹部、下肢关节韧带肌肉的弹性和伸展性，用于评价人体的柔韧性，使用坐位体前屈测试仪测试，测试两次，取最大值，记录以厘米为单位，保留小数点后一位；（3）30 秒坐站，主要用来测试下肢的力量素质，是老年人测试中较为成熟的项目；（4）选择反应时，它是反映机体神经系统动态反应速度的重要生理指标，使用反应时测试仪测试，测试两次，取最好成绩，记录以秒为单位，保留小数点后两位；（5）闭眼单脚站立，反映人体平衡能力，使用秒表测试，测试两次，取最好成绩，记录以秒为单位，保留小数点后一位，小数点后第二位按"非零进一"的原则进位。

4.4.3 统计方法

本部分研究采用 SPSS22.0 输入体质测试的数据，然后对数据进行描述性统计、独立样本 t 检验、方差分析和多重比较等。

4.5 研究结果

4.5.1 城乡老年人身体形态的差异分析

身体形态是人体外部与内部的形态特征，主要包括高度、围度、长度、重量及各指标之间的相互关系，老年人身体形态指标的优劣直接关系到老年人老年生活质量的高低。表 4-1 表明，在城乡男性 60～64 岁老年人身体形态指标中，城镇、城乡结合区、农村老年人在体重、腰围、臀围和体重指数（BMI）得分之间的差异显著（$F = 9.862$、5.225、4.384、5.731，$p < 0.01$，$p < 0.05$）；然而，身高得分之间的差异不显著（$F = 1.696$，$p > 0.05$）。

表 4-1 城乡男性 60～64 岁老年人身体形态指标的方差分析

身体形态指标	城镇	城乡结合区	农村	F
身高（cm）	166.118±5.850	165.635±6.694	164.425±6.763	1.696
体重（kg）	71.647±9.073	69.740±9.271	65.632±9.933	9.862**
腰围（cm）	91.814±7.451	89.260±8.192	88.138±8.635	5.225**
臀围（cm）	97.177±5.770	96.333±8.781	96.035±7.598	4.384*
体重指数（BMI）	25.673±3.261	25.102±3.075	24.033±3.720	5.731**

注：* $p<0.05$，** $p<0.01$，下同。

表 4-2 多重比较表明，城镇和城乡结合区老年人体重、臀围和体重指数（BMI）的得分显著高于农村老年人（$p<0.01$，$p<0.05$），而城镇和城乡结合区老年人体重、臀围和体重指数（BMI）得分之间的差异不显著（$p>0.05$）；城镇老年人腰围的得分显著高于城乡结合区和农村老年人（$p<0.01$，$p<0.05$），而城乡结合区和农村老年人腰围得分之间的差异不显著（$p>0.05$）。

表 4-2 城乡男性 60～64 岁老年人身体形态指标的多重比较

因变量	分组（I）	分组（J）	均值差（I－J）	标准误	p
体重（kg）	城镇	城乡结合区	1.908	1.338	0.155
		农村	6.015	1.373	0.000
	城乡结合区	农村	4.107	1.393	0.003
腰围（cm）	城镇	城乡结合区	2.553	1.149	0.027
		农村	3.676	1.179	0.002
	城乡结合区	农村	1.123	1.196	0.349
臀围（cm）	城镇	城乡结合区	0.843	1.059	0.427
		农村	3.142	1.087	0.004
	城乡结合区	农村	2.299	1.103	0.038
体重指数（BMI）	城镇	城乡结合区	0.572	0.476	0.231
		农村	1.641	0.489	0.001
	城乡结合区	农村	1.069	0.496	0.032

表 4-3 表明，在城乡男性 65～69 岁老年人身体形态指标中，城镇、城乡结

合区、农村老年人在体重、腰围和体重指数（BMI）得分之间的差异显著（$F=$ 9.869、4.774、4.772，$p<0.01$）；然而，身高、臀围得分之间的差异不显著（$F=2.447$、2.571，$p>0.05$）。

表 4-3　城乡男性 65～69 岁老年人身体形态指标的方差分析

身体形态指标	城镇	城乡结合区	农村	F
身高（cm）	166.167±6.033	165.750±6.294	163.712±6.436	2.447
体重（kg）	68.986±8.448	67.923±9.121	62.039±9.606	9.869**
腰围（cm）	90.989±7.452	88.156±8.733	86.558±8.283	4.774**
臀围（cm）	97.763±6.794	96.531±6.686	93.942±7.086	2.571
体重指数（BMI）	25.015±3.111	24.725±3.153	23.228±3.766	4.772**

表 4-4 多重比较表明，城镇和城乡结合区老年人体重和体重指数（BMI）的得分显著高于农村老年人（$p<0.01$，$p<0.05$），而城镇和城乡结合区老年人体重和体重指数（BMI）得分之间的差异不显著（$p>0.05$）；城镇老年人腰围的得分显著高于城乡结合区和农村老年人（$p<0.01$，$p<0.05$），而城乡结合区老年人腰围的得分显著高于农村老年人（$p<0.05$）。

表 4-4　城乡男性 65～69 岁老年人身体形态指标的多重比较

因变量	分组（I）	分组（J）	均值差（I-J）	标准误	p
体重（kg）	城镇	城乡结合区	1.064	1.547	0.493
		农村	6.948	1.640	0.000
	城乡结合区	农村	5.883	1.682	0.001
腰围（cm）	城镇	城乡结合区	2.830	1.398	0.044
		农村	4.428	1.481	0.003
	城乡结合区	农村	1.600	1.519	0.029
体重指数（BMI）	城镇	城乡结合区	0.290	0.571	0.611
		农村	1.787	0.605	0.004
	城乡结合区	农村	1.496	0.620	0.017

表 4-5 表明，在城乡女性 60～64 岁老年人身体形态指标中，城镇、城乡结

合区、农村老年人在体重、腰围、臀围和体重指数（BMI）得分之间的差异显著（$F=10.660$、8.137、4.210、4.826，$p<0.01$，$p<0.05$）；然而，身高得分之间的差异不显著（$F=2.387$，$p>0.05$）。

表 4-5　城乡女性 60～64 岁老年人身体形态指标方差分析

身体形态指标	城镇	城乡结合区	农村	F
身高（cm）	156.390±5.989	155.065±4.230	154.922±6.251	2.387
体重（kg）	62.966±7.692	61.224±7.491	58.194±7.968	10.660**
腰围（cm）	87.165±9.002	84.626±8.783	82.153±9.775	8.137**
臀围（cm）	96.835±6.455	94.748±7.969	94.042±7.490	4.210*
体重指数（BMI）	26.287±3.787	25.949±3.526	24.779±3.884	4.826**

表 4-6 多重比较表明，城镇和城乡结合区老年人体重、臀围和体重指数（BMI）的得分显著高于农村老年人（$p<0.01$，$p<0.05$），而城镇和城乡结合区老年人体重、臀围和体重指数（BMI）得分之间的差异不显著（$p>0.05$）；城镇老年人腰围的得分显著高于城乡结合区和农村老年人（$p<0.01$，$p<0.05$），而城乡结合区老年人腰围的得分显著高于农村老年人（$p<0.05$）。

表 4-6　城乡女性 60～64 岁老年人身体形态指标的多重比较

因变量	分组（I）	分组（J）	均值差（I−J）	标准误	p
体重（kg）	城镇	城乡结合区	1.742	1.030	0.092
		农村	4.772	1.040	0.000
	城乡结合区	农村	3.030	1.065	0.005
腰围（cm）	城镇	城乡结合区	2.474	1.231	0.045
		农村	5.013	1.243	0.000
	城乡结合区	农村	2.539	1.273	0.047
臀围（cm）	城镇	城乡结合区	0.705	0.981	0.473
		农村	2.793	0.991	0.005
	城乡结合区	农村	2.087	1.014	0.040
体重指数（BMI）	城镇	城乡结合区	0.338	0.499	0.498
		农村	1.508	0.504	0.003
	城乡结合区	农村	1.170	0.516	0.024

表 4-7 表明，在城乡女性 65～69 岁老年人身体形态指标中，城镇、城乡结合区、农村老年人在体重、腰围、臀围和体重指数（BMI）得分之间的差异显著（$F=10.599$、8.783、4.286、4.471，$p<0.01$，$p<0.05$）；然而，身高得分之间的差异不显著（$F=2.870$，$p>0.05$）。

表 4-7　城乡女性 65～69 岁老年人身体形态指标的方差分析

身体形态指标	城镇	城乡结合区	农村	F
身高（cm）	155.465±4.845	154.935±4.366	153.427±6.807	2.870
体重（kg）	61.569±7.973	60.234±7.464	56.147±6.683	10.599**
腰围（cm）	88.372±9.429	85.273±9.819	82.162±8.268	8.783**
臀围（cm）	96.942±6.578	96.117±5.954	93.809±7.694	4.286*
体重指数（BMI）	25.509±3.396	25.130±3.186	23.952±3.278	4.471*

表 4-8 多重比较表明，城镇和城乡结合区老年人体重、臀围和体重指数（BMI）的得分显著高于农村老年人（$p<0.01$，$p<0.05$），而城镇和城乡结合区老年人体重、臀围和体重指数（BMI）得分之间的差异不显著（$p>0.05$）；而城镇老年人腰围的得分显著高于城乡结合区、农村老年人（$p<0.01$，$p<0.05$），城乡结合区老年人腰围的得分显著高于农村老年人（$p<0.05$）。

表 4-8　城乡女性 65～69 岁老年人身体形态指标的多重比较

因变量	分组（I）	分组（J）	均值差（I-J）	标准误	p
体重（kg）	城镇	城乡结合区	1.336	1.168	0.254
		农村	5.423	1.208	0.000
	城乡结合区	农村	4.087	1.239	0.001
腰围（cm）	城镇	城乡结合区	3.099	1.436	0.032
		农村	6.210	1.486	0.000
	城乡结合区	农村	3.111	1.523	0.042
臀围（cm）	城镇	城乡结合区	0.825	1.057	0.436
		农村	3.133	1.093	0.005
	城乡结合区	农村	2.308	1.121	0.041

因变量	分组（I）	分组（J）	均值差（I－J）	标准误	p
体重指数 （BMI）	城镇	城乡结合区	0.379	0.5177	0.464
		农村	1.557	0.534	0.004
	城乡结合区	农村	1.178	0.548	0.033

4.5.2 城乡老年人身体机能的差异分析

身体机能是指人的整体及其组成的各器官、各系统所表现出来的生命活动。老年人身体机能与免疫功能密切相关，它不仅影响到各种慢性疾病的发生率，直接决定着人体的健康水平与生活质量，而且也影响到社会的经济负担和家庭的精神负担（王丹丹，2017）。表 4-9 表明，在城乡男性 60～64 岁老年人身体机能指标中，城镇、城乡结合区、农村老年人在安静脉搏和肺活量得分之间的差异显著（$F=3.376$、5.429，$p<0.01$，$p<0.05$）；然而，收缩压、舒张压得分之间的差异不显著（$F=0.853$、1.169，$p>0.05$）。

表 4-9　城乡男性 60～64 岁老年人身体机能指标的方差分析

身体机能指标	城镇	城乡结合区	农村	F
安静脉搏（次/min）	76.745 ± 9.016	77.333 ± 8.674	79.931 ± 8.758	3.376^*
收缩压（mmHg）	130.716 ± 16.423	131.625 ± 17.063	133.839 ± 16.631	0.853
舒张压（mmHg）	81.804 ± 9.760	82.990 ± 8.480	83.816 ± 9.015	1.169
肺活量（mL）	$2\,671.735\pm804.255$	$2\,574.542\pm705.412$	$2\,300.828\pm863.252$	5.429^{**}

表 4-10 多重比较表明，城镇和城乡结合区老年人安静脉搏的得分显著低于农村老年人（$p<0.05$），城镇和城乡结合区老年人肺活量的得分显著高于农村老年人（$p<0.01$，$p<0.05$），而城镇和城乡结合区老年人安静脉搏和肺活量得分之间的差异不显著（$p>0.05$）。

表 4-10　城乡男性 60～64 岁老年人身体机能多重比较

因变量	分组（I）	分组（J）	均值差（I−J）	标准误	p
安静脉搏（次/min）	城镇	城乡结合区	−0.588	1.255	0.640
		农村	−3.319	1.288	0.014
	城乡结合区	农村	−2.598	1.306	0.048
肺活量（mL）	城镇	城乡结合区	97.194	112.558	0.389
		农村	370.908	115.519	0.001
	城乡结合区	农村	273.714	117.169	0.020

表 4-11 表明，在城乡男性 65～69 岁老年人身体机能指标中，城镇、城乡结合区、农村老年人在安静脉搏和肺活量得分之间的差异显著（$F=3.713$、4.817，$p<0.01$，$p<0.05$）；然而，收缩压、舒张压得分之间的差异不显著（$F=1.153$、0.635，$p>0.05$）。

表 4-11　城乡男性 65～69 岁老年人身体机能指标的方差分析

身体机能指标	城镇	城乡结合区	农村	F
安静脉搏（次/min）	74.153±10.088	75.094±10.436	78.962±9.416	3.713*
收缩压（mmHg）	129.014±18.629	130.297±16.902	133.846±17.594	1.153
舒张压（mmHg）	82.111±9.743	83.563±8.619	83.846±9.934	0.635
肺活量（mL）	2 438.861±624.932	2 333.172±516.388	2 105.192±641.221	4.817**

表 4-12 多重比较表明，城镇和城乡结合区老年人安静脉搏的得分显著低于农村老年人（$p<0.01$，$p<0.05$），城镇和城乡结合区老年人肺活量的得分显著高于农村老年人（$p<0.01$，$p<0.05$），而城镇和城乡结合区老年人安静脉搏和肺活量得分之间的差异不显著（$p>0.05$）。

表 4-12　城乡男性 65～69 岁老年人身体机能多重比较

因变量	分组（I）	分组（J）	均值差（I−J）	标准误	p
安静脉搏（次/min）	城镇	城乡结合区	−0.941	1.723	0.586
		农村	−4.809	1.825	0.009
	城乡结合区	农村	−3.868	1.873	0.049

续表

因变量	分组（I）	分组（J）	均值差（I−J）	标准误	p
肺活量（mL）	城镇	城乡结合区	105.689	102.221	0.303
		农村	333.669	108.285	0.002
	城乡结合区	农村	227.980	111.087	0.042

表 4-13 表明，在城乡女性 60～64 岁老年人身体机能指标中，城镇、城乡结合区、农村老年人在安静脉搏、收缩压和肺活量得分之间的差异显著（$F=$ 5.396、3.887、10.475，$p<0.01$，$p<0.05$）；然而，舒张压得分之间的差异不显著（$F=2.426$，$p>0.05$）。

表 4-13　城乡女性 60～64 岁老年人身体机能指标的方差分析

身体机能指标	城镇	城乡结合区	农村	F
安静脉搏（次/min）	75.983±9.254	76.102±9.836	79.757±9.472	5.396**
收缩压（mmHg）	124.381±15.455	125.738±14.716	129.942±15.586	3.887*
舒张压（mmHg）	76.915±8.067	77.112±8.603	79.097±7.225	2.426
肺活量（mL）	1 894.797±512.344	1 793.673±432.269	1 601.835±486.137	10.475**

表 4-14 多重比较表明，城镇和城乡结合区老年人安静脉搏、收缩压的得分显著低于农村老年人（$p<0.01$，$p<0.05$），城镇和城乡结合区老年人肺活量的得分显著高于农村老年人（$p<0.01$），而城镇和城乡结合区老年人安静脉搏、收缩压和肺活量得分之间的差异不显著（$p>0.05$）。

表 4-14　城乡女性 60～64 岁老年人身体机能指标的多重比较

因变量	分组（I）	分组（J）	均值差（I−J）	标准误	p
安静脉搏（次/min）	城镇	城乡结合区	−0.120	1.127	0.925
		农村	−3.774	1.283	0.004
	城乡结合区	农村	−3.655	1.314	0.006
收缩压（mmHg）	城镇	城乡结合区	−1.357	2.037	0.506
		农村	−5.560	2.058	0.007
	城乡结合区	农村	−4.203	2.106	0.047

续表

因变量	分组（I）	分组（J）	均值差（I−J）	标准误	p
	城镇	城乡结合区	101.124	63.967	0.115
肺活量（mL）		农村	292.965	64.615	0.000
	城乡结合区	农村	191.838	66.145	0.004

表 4-15 表明，在城乡女性 65～69 岁老年人身体机能指标中，城镇、城乡结合区、农村老年人在安静脉搏和肺活量得分之间的差异显著（$F=3.512$、5.712，$p<0.01$，$p<0.05$）；然而，收缩压、舒张压得分之间的差异不显著（$F=2.785$、2.349，$p>0.05$）。

表 4-15　城乡女性 65～69 岁老年人身体机能指标的方差分析

身体机能指标	城镇	城乡结合区	农村	F
安静脉搏（次/min）	76.012±10.249	79.247±10.010	79.985±9.802	3.512*
收缩压（mmHg）	125.977±11.796	126.935±11.006	130.132±10.528	2.785
舒张压（mmHg）	77.430±8.174	78.584±8.946	80.529±9.508	2.349
肺活量（mL）	1 798.314±499.891	1 680.636±540.281	1 503.324±581.908	5.712**

表 4-16 多重比较表明，城镇老年人安静脉搏的得分显著低于城乡结合区、农村老年人（$p<0.05$），城镇和城乡结合区老年人肺活量的得分显著高于农村老年人（$p<0.01$，$p<0.05$），而城镇和城乡结合区老年人肺活量得分之间的差异不显著（$p>0.05$），城乡结合区和农村老年人安静脉搏得分之间的差异不显著（$p>0.05$）。

表 4-16　城乡女性 65～69 岁老年人身体机能指标的多重比较

因变量	分组（I）	分组（J）	均值差（I−J）	标准误	p
安静脉搏	城镇	城乡结合区	−3.235	1.580	0.042
（次/min）		农村	−3.974	1.634	0.016
	城乡结合区	农村	−0.739	1.676	0.660

续表

因变量	分组（I）	分组（J）	均值差（I−J）	标准误	p
肺活量（mL）	城镇	城乡结合区	117.678	84.484	0.155
		农村	294.990	87.384	0.001
	城乡结合区	农村	177.313	89.611	0.049

4.5.3 城乡老年人身体素质的差异分析

身体素质通常是指人体在肌肉活动中表现出来的各种能力，包括力量、柔韧、平衡、灵敏和耐力等（陈明达 等，1993），提高老年人的身体素质是应对老龄化和提升城乡老年人生活幸福感的重要保证。表 4-17 表明，在城乡男性 60～64 岁老年人身体机能指标中，城镇、城乡结合区、农村老年人在握力、30 秒坐站、闭眼单脚站立和选择反应时得分之间的差异显著（$F = 5.756$、8.581、3.330、3.409，$p < 0.01$，$p < 0.05$）；然而，坐位体前屈得分之间的差异不显著（$F = 0.549$，$p > 0.05$）。

表 4-17 城乡男性 60～64 岁老年人身体素质指标的方差分析

身体素质指标	城镇	城乡结合区	农村	F
握力（kg）	37.980±7.225	36.500±7.656	34.069±8.969	5.756**
坐位体前屈（cm）	3.080±9.130	2.126±8.69	1.876±7.241	0.549
30 秒坐站（次）	13.931±5.213	12.479±4.650	10.989±4.692	8.581**
闭眼单脚站立（s）	13.971±12.851	13.385±11.121	9.989±9.212	3.330*
选择反应时（s）	0.674±0.276	0.691±0.254	0.763±0.192	3.409*

表 4-18 多重比较表明，城镇和城乡结合区老年人握力和闭眼单脚站立的得分显著高于农村老年人（$p < 0.01$，$p < 0.05$），城镇和城乡结合区老年人选择反应时的得分显著低于农村老年人（$p < 0.05$），而城镇和城乡结合区老年人握力、闭眼单脚站立和选择反应时得分之间的差异不显著（$p > 0.05$）；城镇和城乡结合区、农村、城乡结合区和农村老年人 30 秒坐站得分之间的差异显著（$p < 0.05$）。

表 4-18　城乡男性 60~64 岁老年人身体素质多重比较

因变量	分组（I）	分组（J）	均值差（I－J）	标准误	p
握力（kg）	城镇	城乡结合区	1.480	1.128	0.191
		农村	3.911	1.158	0.001
	城乡结合区	农村	2.431	1.175	0.039
30 秒坐站（次）	城镇	城乡结合区	1.452	0.693	0.037
		农村	3.982	1.643	0.016
	城乡结合区	农村	3.397	1.666	0.042
闭眼单脚站立（s）	城镇	城乡结合区	0.585	1.601	0.715
		农村	3.982	1.643	0.016
	城乡结合区	农村	3.397	1.666	0.042
选择反应时（s）	城镇	城乡结合区	－0.017	0.035	0.624
		农村	－0.089	0.036	0.013
	城乡结合区	农村	－0.072	0.036	0.048

表 4-19 表明，在城乡男性 65~69 岁老年人身体机能指标中，城镇、城乡结合区、农村老年人在握力和 30 秒坐站得分之间的差异显著（$F=3.782$、4.236，$p<0.05$）；然而，坐位体前屈、闭眼单脚站立和选择反应时得分之间的差异不显著（$F=0.029$、0.790、1.253，$p>0.05$）。

表 4-19　城乡男性 65~69 岁老年人身体素质指标的方差分析

身体素质指标	城镇	城乡结合区	农村	F
握力（kg）	37.986±8.337	36.984±9.176	33.654±9.188	3.782*
坐位体前屈（cm）	2.018±9.710	1.828±10.481	1.567±10.942	0.029
30 秒坐站（次）	11.986±6.265	11.234±5.957	8.981±4.791	4.236*
闭眼单脚站立（s）	10.778±8.406	9.813±9.518	8.15±10.685	0.790
选择反应时（s）	0.713±0.335	0.765±0.252	0.814±0.249	1.253

表 4-20 多重比较表明，城镇和城乡结合区老年人握力和 30 秒坐站的得分显著高于农村老年人（$p<0.01$，$p<0.05$），而城镇和城乡结合区老年人握力和 30

秒坐站得分之间的差异不显著（$p>0.05$）。

表 4-20 城乡男性 65～69 岁老年人身体素质多重比较

因变量	分组（I）	分组（J）	均值差（I－J）	标准误	p
	城镇	城乡结合区	1.002	1.523	0.512
握力（kg）		农村	4.332	1.614	0.008
	城乡结合区	农村	3.331	1.656	0.046
	城镇	城乡结合区	0.752	-0.994	0.450
30 秒坐站		农村	3.005	1.053	0.005
（次）	城乡结合区	农村	2.254	1.080	0.038

表 4-21 表明，在城乡女性 60～64 岁老年人身体机能指标中，城镇、城乡结合区、农村老年人在握力、30 秒坐站和选择反应时得分之间的差异显著（$F=$ 9.344、8.416、4.825，$p<0.01$）；然而，坐位体前屈和闭眼单脚站立得分之间的差异不显著（$F=2.813$、1.425，$p>0.05$）。

表 4-21 城乡女性 60～64 岁老年人身体素质指标的方差分析

身体素质指标	城镇	城乡结合区	农村	F
握力（kg）	25.983±5.213	24.168±7.179	22.107±7.484	9.344**
坐位体前屈（cm）	8.898±6.426	7.907±6.964	6.728±7.264	2.813
30 秒坐站（次）	12.975±5.704	11.783±5.298	10.029±4.908	8.416**
闭眼单脚站立（s）	11.729±9.812	10.963±9.381	9.495±10.538	1.425
选择反应时（s）	0.704±0.238	0.733±0.192	0.796±0.233	4.825**

表 4-22 多重比较表明，城镇和城乡结合区老年人 30 秒坐站的得分显著高于农村老年人（$p<0.01$，$p<0.05$），城镇和城乡结合区老年人选择反应时的得分显著低于农村老年人（$p<0.01$，$p<0.05$），而城镇和城乡结合区老年人 30 秒坐站和选择反应时得分之间的差异不显著（$p>0.05$）；城镇和城乡结合区、农村、城乡结合区和农村老年人握力得分之间的差异显著（$p<0.01$，$p<0.05$）。

表 4-22　城乡女性 60～64 岁老年人身体素质多重比较

因变量	分组（I）	分组（J）	均值差（I−J）	标准误	p
握力（kg）	城镇	城乡结合区	1.815	0.888	0.042
		农村	3.876	0.897	0.001
	城乡结合区	农村	2.061	0.918	0.025
30 秒坐站（次）	城镇	城乡结合区	1.236	0.712	0.083
		农村	2.946	0.719	0.000
	城乡结合区	农村	1.709	0.736	0.021
选择反应时（s）	城镇	城乡结合区	−0.029	0.030	0.326
		农村	−0.918	0.030	0.002
	城乡结合区	农村	−0.063	0.031	0.042

表 4-23 表明，在城乡女性 65～69 岁老年人身体机能指标中，城镇、城乡结合区、农村老年人在握力、30 秒坐站和选择反应时得分之间的差异显著（$F=$5.035、4.387、4.492，$p<0.01$，$p>0.05$）；然而，坐位体前屈和闭眼单脚站立得分之间的差异不显著（$F=1.808$、1.234，$p>0.05$）。

表 4-23　城乡女性 65～69 岁老年人身体素质指标的方差分析

身体素质指标	城镇	城乡结合区	农村	F
握力（kg）	23.942±5.487	22.883±5.622	20.912±6.718	5.035**
坐位体前屈（cm）	8.849±7.991	7.597±7.824	6.529±6.657	1.808
30 秒坐站（次）	12.942±4.864	12.610±3.309	11.074±3.719	4.387*
闭眼单脚站立（s）	10.651±9.126	9.870±9.496	8.294±9.362	1.234
选择反应时（s）	0.743±0.305	0.765±0.230	0.868±0.258	4.492*

表 4-24 多重比较表明，城镇和城乡结合区老年人握力、30 秒坐站的得分显著高于农村老年人（$p<0.01$，$p<0.05$），城镇和城乡结合区老年人选择反应时的得分显著低于农村老年人（$p<0.01$，$p<0.05$），而城镇和城乡结合区老年人握力、30 秒坐站和选择反应时得分之间的差异不显著（$p>0.05$）。

表 4-24　城乡女性 65～69 岁老年人身体素质多重比较

因变量	分组（I）	分组（J）	均值差（I−J）	标准误	p
握力（kg）	城镇	城乡结合区	1.059	0.928	0.255
		农村	3.030	0.960	0.002
	城乡结合区	农村	1.971	0.985	0.046
30 秒坐站（次）	城镇	城乡结合区	0.332	0.638	0.060
		农村	1.868	0.660	0.004
	城乡结合区	农村	1.537	0.677	0.025
选择反应时（s）	城镇	城乡结合区	−0.022	0.042	0.603
		农村	−0.125	0.044	0.005
	城乡结合区	农村	−0.103	0.045	0.022

4.6　分析与讨论

4.6.1　城乡老年人身体形态的差异

本部分研究表明，在城乡男性、女性 60～69 岁老年人身体形态指标中，城镇、城乡结合区、农村老年人体重、腰围、臀围（城乡男性 65～69 岁老年人得分之间的差异不显著）和体重指数（BMI）得分之间的差异显著（$p<0.01$，$p<0.05$），这种差异主要体现在城镇和城乡结合区老年人体重、腰围、臀围和体重指数（BMI）的得分显著高于农村老年人，表明农村老年人的身体形态优于城镇、城乡结合区老年人。这与相关的研究结果一致，例如，城市老年人的肥胖率高于农村，农村老年人的低体重率较高，超重／肥胖率较低（Ji et al.，2020；王婧 等，2019）；城乡 60～69 岁男性老年人的腰围、胸腰比差异显著，城乡女性老年人的体重、胸围、腰围、臀围、上臂皮皱厚度及体重指数差异显著（王祥全等，2017）；随着年龄增加，城镇老年人体重、胸围、腰围、臀围、体重指数较为恒定或有增加，且均比同年龄阶段农村老年人高（李庆学 等，2017）；身体形态指标随年龄的增长而下降，城镇老年人大于农村老年人，其中在腰围、腰臀比

中大多数男性差异显著（郭玉凤 等，2016）；市区与郊区老年人体质状况相对比较接近，农村老年人与其差异较大，主要表现为市区与郊区老年人的体型相对较高大且肥胖，农村老年人相对较瘦小、生理机能较弱、身体素质较差（代俊 等，2014）；城市女性老年人的体重、克托莱指数、三围、腹部、上臂和肩胛皮褶厚度等身体形态指标均明显高于农村，而城市男女老年人的体型均大于农村，腹部脂肪堆积程度均高于农村，肥胖趋势也高于农村（袁爱国 等，2013）。也有与相关研究结果不一致的，例如，农村老年人在身体形态、身体机能和身体素质三个方面全面落后于城镇老年人（陈力，2019）；城市老年人的肥胖率远低于农村老年人（许彩会，2018）等。与农村相比，城镇与城乡结合区老年人的经济收入、营养状况、饮食习惯、工作性质、医疗条件、健康意识及体力活动等方面更相似；而且，城镇老年人由于退休而摆脱了工作压力，会自我调节，但随着年龄的增大，各器官功能逐渐降低，消耗与吸收功能下降，身体形态指标也随之发生改变，而农村老年人由于经济水平较低，绝大多数农村老年人仍然需要劳动，劳动使得老年人体力消耗过大而营养补充不足，降低了农村老年人的体重、腰围、臀围和体脂率。因此，"体医融合"背景下，要大力倡导城镇、城乡结合区老年人养成良好的生活方式、合理饮食，适当进行科学的体育锻炼，尤其是政府需要优化"体医融合"人才的培训与培养，增强岗位吸引力，指导城镇、城乡结合区老年人饮食与锻炼。然而，由于我国医务人员缺乏专业运动经历，对老年人运动指导的理解力和执行力存在着不足；体育系统的运动训练人员基本上都没有临床经历，没有慢性病的预防及治疗能力。因此，体医融合背景下，社会对老年人体育保健与康复专业人才的需求急剧增加。一方面，需要在高校和职校医学、体育学专业应开设老年医学专业或课程，以老年医学、康复、护理、营养、心理等为重点，加快培养适体医融合人才，另一方面，要求建立以体现技能价值为导向的"体医融合"人才薪酬分配制度，大力提高职业荣誉感和经济待遇，让体医融合人才"吃香"，满足城镇、城乡结合区老年人的体质健康需求。

4.6.2 城乡老年人身体机能的差异

本部分研究表明，在城乡男性、女性 60～69 岁老年人身体机能指标中，城镇、城乡结合区、农村老年人安静脉搏、收缩压（城乡男性 60～69 岁老年人，以及城乡女性 65～69 岁老年人之间差异不显著）和肺活量得分之间的差异显著（$p<0.01$，$p<0.05$），这种差异主要体现在城镇和城乡结合区老年人肺活量的得分显著高于农村老年人，而安静脉搏、收缩压的得分显著低于农村老年人，表明城镇、城乡结合区老年人的身体机能优于农村老年人。这与相关的研究结果一致，例如 60～69 岁城镇老年人肺活量平均值显著高于农村老年人，且除了 60～64 岁农村男性老年人平均舒张压稍微低于城镇男性老年人外，城镇老年人收缩压、舒张压平均值显著低于农村老年人（陈力，2019）；城镇老年人收缩压显著低于农村老年人，而城镇老年人舒张压低于农村老年人，然而有 60～64 岁城乡老年人的差异达到显著性，且城镇老年人肺活量高于农村老年人，但是只有65～69 岁城镇老年人肺活量显著高于农村老年人（王祥全 等，2017）；城镇男女老年人肺活量平均数大于农村老年人，男性各年龄组城乡差异均具有极显著性，女性各年龄组城乡差异均无显著性（郭玉凤 等，2016）；无论是男性还是女性，农村老年人的安静脉搏显著低于同性别的城镇、城乡结合区老年人，农村男、女性老年人与同性别组的城镇、城乡结合区老年人相比，均表现出舒张压偏高，而且农村男性老年人的肺活量与城镇、城乡结合区男性老年人相比，显著较低（代俊 等，2014）。也有与相关研究结果不一致的，例如，除城乡女性老年人在舒张压方面差异显著以外，城乡老年人的安静脉搏、收缩压、舒张压和肺活量差异不显著（王磊 等，2015）；城乡 60～69 岁男性老年人在舒张压、安静时脉搏和收缩压指标上差异不显著，但从趋势上来看城市优于农村（刘素静 等，2009）。这是由于我国城乡老年人劳动方式、生活方式以及身体活动水平之间的差异很大，城镇、城乡结合区老年人对体质健康的关注度远高于农村老年人。而且，城镇、城乡结合区老年人闲暇时间多、健康意识强、体育锻炼参与率较高，像广场舞、太极拳、散步等体育锻炼活动参与较多，锻炼习惯较好，在一定程度上对身体机能的保持起到积极作用，然而农村老年人随着年龄的增长，农业劳动时间、强度减小，体力活动水平降低，而且由于医疗卫生条件、健康公共服务等相对较差，对体育锻炼的重要性理解也不够。因此，"体医融合"背景下，在乡村振兴战略的

实施中，农村老年人应定期参加体检，经常监测呼吸、脉搏、血压等情况，通过健康教育提高农村老年人体质健康知识知晓率；而且，政府支持农村开办老年大学、老年活动中心、基层老年协会，鼓励有资质的社会组织为农村老年人组织开展健康活动，同时将农村基层老年医学、康复、护理人才作为急需紧缺人才纳入卫生人员培训规划，加强专业技能培训，以满足老年人健康所需。

4.6.3　城乡老年人身体素质的差异

本部分研究表明，在城乡男性、女性 60～69 岁老年人身体机能指标中，城镇、城乡结合区、农村老年人在握力、30 秒坐站、闭眼单脚站立（城乡男性 65～69 岁老年人，以及城乡女性 60～69 岁老年人得分之间的差异不显著）和选择反应时（城乡女性 65～69 岁老年人得分之间的差异不显著）得分之间的差异显著（$p < 0.01$，$p < 0.05$），这种差异主要体现在城镇和城乡结合区老年人握力、30 秒坐站和闭眼单脚站立的得分显著高于农村老年人，而选择反应时的得分显著低于农村老年人，表明城镇、城乡结合区老年人的身体素质优于农村老年人。这与相关的研究结果一致，例如，农村老年人握力平均值低于城镇老年人，而选择反应时平均值高于城镇老年人，且差异显著（陈力，2019）；城市老年人 30 秒坐站时间显著高于农村老年人（许彩会，2018）；城镇男女各年龄组老年人握力、坐位体前屈、闭眼单脚站立平均值大于同龄农村老年人，而选择反应时平均值小于农村老年人，且差异显著（郭玉凤 等，2016；张娅，2013）；城镇老年人握力、坐位体前屈、闭眼单脚站立显著高于农村老年人，而选择反应时显著低于农村老年人（徐宇丹，2011）；城市老年人握力高于农村老年人，而城市老年人选择反应时低于农村老年人，且差异显著（刘素静 等，2009）。也有与相关研究结果不一致的，例如，城乡男性老年人选择反应时差异不显著（袁爱国 等，2015）；市区、郊区、农村老年人闭眼单脚站立差异不显著（代俊 等，2014）。这是由于我国城乡二元经济结构的长期存在，使得城镇、城乡结合区和农村老年人在经济水平、劳动方式、生活质量、受教育水平及社会保障等方面差异较大，这些均是影响老年人体育锻炼的重要因素。城镇和城乡结合区老年人多有退休工

资，社会保障较好，休闲时间较多，有更多的精力投入到锻炼中，而且城镇和城乡结合区老年人参加社团及各种组织的机会较多，各种场地设施较为齐全，锻炼项目丰富，可以较好地开展体育锻炼活动，且城镇和城乡结合区老年人一起锻炼氛围较好，有利于养成锻炼习惯，从而导致城镇、城乡结合区老年人身体素质优于农村老年人；相反，农村老年人经济收入来源主要靠种植农作物，其产业结构仍是传统的"粮畜型"，经济水平较低，享受的社会保障差，农闲时间文化生活缺乏、生产劳动负担过重以及缺乏必要的锻炼健康观念，对于体育锻炼的认识及投入的精力、物力极少，且农村体育场地设施较少，利用率较低，不利于农村老年人进行锻炼。因此，政府体育与医疗部门是体医融合的主体，体医融合背景下，需要政府体育、卫生等部门了解农村老年人的体质健康需求，并根据需求进行顶层设计与协同治理，通过重组不同部门之间的职能，达成合作框架，构建农村体医融合诊疗模式，从而促进农村老年人身体素质水平的提升。

第5章 城乡老年人体质健康差异的影响因素

5.1 研究背景

目前，随着社会经济的快速发展和人们生活水平的不断提高，人们对体质健康和生活幸福感的重视达到前所未有的程度，老年人的体质健康已成为当今社会共同关注的话题。但是，国外对老年人体质的研究主要集中在经济发达的西方国家，主要代表国家有美国、日本、加拿大等，随着平均预期寿命的增加，这些国家加大了对老年人体质健康状况的重视程度（沈贤，2014）。例如，美国、日本体质研究的内容随着经济、文化等条件的变化才逐渐丰富起来，并逐步引起重视；衡量体质的指标也经历了"身体形态—素质到运动能力—兼顾机能、健康指标"的发展过程，最后逐渐趋于合理化的变化；体质研究的目的均受当时的历史、政治、社会等因素影响，同时，研究结果也对国民健康、经济发展和法规、政策的颁布起到重要作用，从而也设立了相应的锻炼标准和健身计划；体质研究的最终目的都转向全民健康；测试指标的选择、测试工具的开发趋向简便化，更注重围绕身体健康和完成日常生活能力进行选择；老年人体质测试的下限年龄提高，测试的年龄范围扩大。虽然国外老年人体质健康测试涉及城乡差异，但是很少关注城乡老年人体质健康的影响因素（龚甫哲 等，2019）。在学术界，目前有关城乡老年人体质健康差异的影响因素方面，国外学者针对老年人体质健康中身体形态、身体机能、身体素质某一方面影响因素的探索较多，例如年龄、收入与受教育程度（Tungu et al.，2020）、饮食模式（Seo et al.，2020）、社会经济地位、膳食纤维摄入量与残疾程度等（Shahar et al.，2019）、医疗条件（Ocampo-Chaparro et al.，2019）、生活方式（Mazocco et al.，2018）等。例如，Pérez-Sousa 等（2021）探讨体质健康在老年人年龄与认知功能关系中的作用，研究表明，年龄对老年人体质健康有显著的影响，体质健康在其中具有中介作用。然而，针对城乡老年人整体的体质健康差异，系统地、全面地探讨其影响因素的研究少见。

新中国成立以来，我国党和政府历来高度重视老年人的体质健康，尤其是改革开放以来，体育、教育、卫生等部门多次有计划地组织对学龄前儿童、儿童青少年或成年人进行体质调查和研究工作，但是这些调查和研究未将老年人纳入测试中，老年人的体质健康及其影响因素也未受到关注。后来，国家"八五"科技攻关计划重大研究项目"中国国民体质监测系统的研究"开始全面系统地了解和掌握我国全体国民的体质状况，并把老年人体质测试列入调查内。值得注意的是，国务院《全民健身计划纲要》（1995 年）以政府行为的方式，明确规定了将老年人纳入我国国民体质监测中，提出了以老年人体质与健康为重点的测试内容。到了 1998 年，由国家体育总局牵头，在全国 16 个省（市、区）首次开展了老年人群（60～75 岁）体质调研工作，这为构建中国国民体质监测系统奠定了技术和理论基础；2000 年，中国国民体质监测课题组在全国范围内组织开展了第一次大规模、全年龄段人群的体质监测工作，首次完成了全国范围内国民体质评价标准研究。然而，同国外老年人体质健康测试相类似，虽然国民体质健康监测涉及城乡老年人体质健康的差异，但是很少关注城乡老年人体质健康差异的影响因素。在学术界，国内学者对城乡老年人体质健康差异的影响因素研究方面，关注了生活方式（如吸烟、酗酒、不运动，Ding et al.，2020；Chen et al.，2019）、年龄（Ji et al.，2020；许彩会，2018）、获得医疗保健的机会（Zhang et al.，2017）、劳动和锻炼（付近梅 等，2016）、体力活动（Song et al.，2019）等影响因素，然而针对整体因素的探讨少见（Chen et al.，2019；Song et al.，

2019；向政 等，2019）。例如，Ji 等（2020）探讨了北京市社区老年人正常体重肥胖的发生率，研究表明城市老年人的肥胖率显著高于农村老年人，且随年龄增长而显著增加，因此年龄是影响城乡老年人肥胖率差异的重要因素。

当老年人口大幅增加时，身体机能下降所导致的慢性病患病率显著上升、护理成本显著增加等成为了老龄化社会中最突出的问题，因此如何提高老年人活动能力尤为重要。当前我国社会经济快速发展，国民生活水平日益提高，但人口老龄化问题却日益凸显。老年人口比例的上升会直接影响到整体国民体质健康状况，若老年人身体素质差，健康状况不好，会严重消耗社会资源，对国家的经济建设和文明发展造成障碍。因此，党的十九大报告指出，实施健康中国战略和应对人口老龄化问题，需要政府各个部门要积极制定相关政策方针。然而，个人、家庭及社会经济因素对老年人体质健康均有影响，物质资源越丰富的老年人越健康，老年人生活的社区经济水平越高，其体质健康水平分化越严重（陆杰华 等，2017）。

综上所述，影响城乡老年人体质健康差异的因素涉及性别、年龄、环境、遗传、锻炼等方面，然而学术界对城乡老年人体质健康的影响因素缺乏系统、整体地探讨。体医融合的核心理念是以健康问题、甚至以医疗卫生问题为导向，指导人们进行科学体育锻炼，促进人们健康。对于老年人来说，体育锻炼是促进他们延缓衰老，增强体质的重要途径之一。增强城乡老年人体质健康的前提是需要了解影响城乡老年人体质健康差异的因素。在此背景下，本部分研究探讨城乡老年人体质健康差异的影响因素，从而为政府体育、卫生等部门评估导致城乡老年人体质健康产生差异的原因、制定体质健康促进政策提供理论依据。

5.2　研究目的

本部分研究主要采取文献研究、体质测试和问卷调查的方法，对造成我国城乡老年人体质健康差异的个体因素、生活环境因素、生活形态因素和心理因素等进行分析，阐明城乡老年人体质健康差异的成因及体质融合的对策。

5.3 研究假设

5.3.1 个体因素与城乡老年人体质健康的差异

个体因素是每个人的个体差异，包括年龄、感知觉、性格、经验、心理状态、注意力、记忆、思维品质等个体特征。在体质健康研究领域，早在1971年，Belloc等研究表明年龄会影响个体的体质健康状况。后来，有学者研究表明，城市地区的肥胖率高于农村地区的肥胖率，且随年龄增长而增加（Ji et al.，2020）；健康状况良好的城乡老年人与健康有关的生活质量高于健康状况较差/中等的老年人，并且随着年龄的增长而降低，且收入、受教育程度与健康有关的生活质量呈正相关（Tungu et al.，2020）。其次，社会经济地位导致城乡老年人体质健康存在显著的差异（Shahar et al.，2019），城乡老年女性在受教育程度、职业、社会经济地位、吸烟状况、生活环境与肌减少症显著相关（Mazocco et al.，2018）。而且，中老年人酗酒、肥胖、吸烟和缺乏运动导致的肥胖发生率在农村和城市之间存在显著的差异，其中酗酒和肥胖与高血压、糖尿病和高胆固醇显著相关，吸烟与高血压显著相关（Ding et al.，2020）；城市老年人体重指数与残疾之间存在显著关联，而农村老年人体重指数与残疾之间关联不显著（Chen et al.，2019）。此外，农村妇女具有最高的体重指数（BMI）、体脂质量（BFM）、无脂质量（FFM）和肥胖程度，她们可以被视为年龄相关疾病和较低生活质量的高危人群，而城市男性老年人的身体成分指数最为有利，他们属于疾病风险最低的群体，且参与者的体重指数与居住地、体育组织成员资格和婚姻状况相关（Omelan et al.，2020）；农村人口高血压患病率低于城镇人口，影响老年高血压患病的最主要因素是人口学特征和身体活动等（向政 等，2019）；城乡老年人安静心率、血压和体重指数等体质指标方面差异不显著，但在肺活量方面差异显著，城镇老年人肺活量显著高于农村老年人，这可能与农村老年人劳动和锻炼较少，而城镇老年人参与锻炼的机会较多有关（付近梅 等，2016）。由于城乡二元经济结构，我国城乡之间产业结构和经济发展、居民收入、社会福利保障以及文化生活的差异，使得城乡体育资源配置差异较大。而且，由于城乡老年人健康意识和体育文化生活的差异，使得城乡老年人体质健康也存在显著的差异。因此，对城乡老年人而言，性别、年龄、教育程度、社会经济地位、吸烟状况以及疾病等都会导致城乡老年人体质健康产生差异。基于上述分析，提出如下假设：

假设 2：城乡老年人体质健康差异与性别、年龄、教育程度、婚姻状况、主要经济来源、居住状况等个体因素相关。

5.3.2 生活环境因素与城乡老年人体质健康的差异

老年人生活环境主要是在社区和家庭范围之内，它是影响城乡老年人体质健康差异的关键因素之一。其中，社区是老年人主要活动场所之一，它对城乡老年人身体活动和体质健康的影响显著（Frehlich et al.，2021），社区设施满意度（e.g.，Evenson et al.，2019；王富百慧 等，2019）、公共体育场地面积与体育设施维护修缮等（e.g.，Ekúndayò et al.，2020；左群 等，2018）、邻里绿地与可步行性等（e.g.，Wee et al.，2019；Jia et al.，2018；Yamamoto et al.，2018）、身体活动资源、环境美化、交通与治安安全（e.g.，Whitaker et al.，2019；王丽岩 等，2017）、邻里社会环境（e.g.，Wallace et al.，2019；Suglia et al.，2016）受到众多学者的关注。例如，Seo 等（2021）研究表明，城市老年人身体衰弱与自我感知的理想锻炼场地以及锻炼场地治安安全性相关，而农村老年人与缺乏娱乐设施和设施缺乏美感有关；Li 等（2021）研究表明，农村社区与社会经济地位较低社区老年人的身体健康恶化、抑郁症状之间存在显著相关，而且在控制城市化后，邻里层面社会经济因素的调节作用仍然存在，表明社区社会经济地位对城乡老年人体质健康有显著的影响；Okuyama 等（2019）研究表明，邻里环境与老年人体重存在显著相关，与城市老年人相比，居住在农村丘陵地区老年人随着附近土地坡度的增加，体重增加的风险显著减少。生活环境是与人类生活密切相关的各种自然与社会条件的总体，然而由于城乡二元经济结构，城乡的社区老年锻炼设施、邻里社会环境、社区健康教育等不一样，这些都会给城乡老年人体质健康带来差异。基于上述分析，提出如下假设：

假设 3：城乡老年人体质健康差异与社区老年锻炼设施、邻里社会环境、社区健康教育等生活环境因素相关。

近年来，家庭环境与城乡体质健康的关系受到学术界的重视，其中影响城乡体质健康差异的家庭社会经济地位（史欣然 等，2021）、家庭健康气氛（Barnes，2020）、家庭支持（Wei et al.，2021；Loprinzi et al.，2018）等家庭环境因素受到众多学者的关注。具体而言，在城乡老年人体质健康差异家庭影响因素的研究方面，Zheng 等（2020）研究表明，中国老年人的社会网络在年龄序列上呈现"反向结构"的特征，随着年龄的增长，老年人的家庭网络不断扩大，而朋友网络不断缩小；农村老年人家庭网络的扩张规模明显大于城市老年人，而其朋友网络的收缩规模则小于城市老年人，家庭网络对农村老年人体质健康和幸福感的影响随着年龄的增长而显著增加，城市老年人则相反；和红等（2020）研究表明，子女支持显著影响老年人的心理健康，但对其身体健康的影响没有达到显著性水平，城乡老年人对子女支持的需求差异显著；Sowmyashree 等（2018）研究表明，老年人尤其是老年妇女的社会经济和体质健康状况相对较差，特别是在城市地区，老年人尤其是妇女需要政府和家庭提供更好的照顾、更多的锻炼设施；罗会强等（2017）研究表明，子女经济支持对农村老年人的生理健康存在积极影响，子女精神慰藉对农村老年人的心理健康存在积极作用，子女日常照料对城乡老年人的身心健康均存在积极影响，而家庭支持对老年人身心健康的影响存在明显的城乡差异，农村老年人身心健康对家庭支持的依赖性高于城市老年人。家庭是社会的基本组成单位，是社会发展的细胞，是老年人生活的最基本、也是最重要的环境。受到城乡经济差异的影响，城市老年人有更多的家庭机会和家庭条件去利用更丰富的体质健康资源，导致体育锻炼活动丰富，体育锻炼参与更加积极，获得家庭情感慰藉的支持更加多元化，而农村老年人受到家庭社会经济地位以及自身条件的影响，劳动参与情况、家庭健康气氛、子女与亲戚朋友锻炼支持等生活环境比较单一，使得农村老年人体育锻炼水平较低。基于上述分析，提出如下假设：

假设 4：城乡老年人体质健康差异与劳动参与情况、家庭健康气氛、子女与亲戚朋友锻炼支持等生活环境因素相关。

5.3.3 生活形态因素与城乡老年人体质健康的差异

生活形态的研究最早起源于社会学及心理学的探讨，认为它是个体认知的建构体系，每个人都有着不同的认知及建构，个体会随着环境的变化而去适应它，从而对体质健康产生显著影响（郭文，2012）。在整体生活形态与城乡老年人体质健康差异的研究中，李玉磊（2019）探讨了城乡居住区域对老年人体质健康的影响研究，研究表明生活方式对老年人身体健康存在显著的正向影响，生活方式不仅在城乡居住区域上有差异，而且还直接影响老年人的体质健康；Deluga 等（2018）探讨了农村和城市老年人生活方式的差异，研究表明与城市老年人相比，采取健康的生活方式，特别是有规律的均衡饮食和适当的体育活动，有助于防止农村老年人的身体功能受限。有关锻炼习惯方面，吴姜月等（2021）探讨了江苏省城乡老年人的体育活动参与情况，研究表明老年人参加体育活动的方式有明显的城乡差异，城镇老年人的体育活动方式更多元、更开放，而农村老年人的体育活动方式比较保守，组织程度低，导致城乡老年人体质健康差异显著。有关吸烟、饮酒、饮食方面，Pan 等（2020）探讨了中国农村中老年人吸烟、饮食与体重指数的关系，研究表明与不吸烟者相比，目前吸烟者的体重指数较低，食用食物的频率较低，而且吸烟量与超重或肥胖风险之间的关系呈 U 型；Park 等（2020）探讨了韩国城市和农村老年人饮食质量的相关因素，研究表明城乡老年人体质健康差异显著，老年人的饮食质量在城市和农村不同，城市老年人国家健康和营养检查得分高于农村老年人；Kim 等（2020）探讨了韩国城乡社区老年人矿物质摄入的状况，研究表明城乡老年人体质健康状况（甘油三酯水平）与矿物质（钙、磷、钠和钾）的摄入量现状相关，农村老年人钙、磷、钾摄入量现状低于城市老年人。有关睡眠方面，高杨等（2020）对中老年人群慢性病共病现状及相关因素进行了多重对应分析，研究表明中老年居民慢性病共病患病率较高，年龄、地区、体质指数和婚姻状况均与共病患病数量有关联性，高龄、非在婚、超重和肥胖、睡眠时间过短或过度睡眠会增加共病的患病率；王静贤等（2019）探讨了山西省城乡老年人生命质量的影响因素，研究表明城市老年人生命质量的影响因素主要为性别、年龄、睡眠、病种数、医疗保障和子女探望频率，而农村老年人生命质量的影响因素主要表现在年龄、性别、职业、慢性病、医疗保障、居住方式、睡眠及婚姻状况。这是由于城镇、城乡结合区老年人一般拥有良好的生活环境以及健康的生活方式，同时也具有健康知识和医疗资源利用上的优势，从而降低了健康损害的风险。然而，由于长期以来二元经济结构的影响，农村老年人经济收入相对不稳定、物质和精神生活水平普遍偏低、医疗以及养老保障体系还不够完善，加之随着社会经济的不断发展，大量农村年轻劳动力转移到城市，农村老年人需要承担的家务和体力劳动负担都不断加重，使得农村老年人在饮食习惯、营养状况、睡眠质量等方面与城镇、城乡结合区老年人存在较大的差异，并对其体质健康产生了重要的影响。基于上述分析，提出如下假设：

假设 5：城乡老年人体质健康差异与饮食习惯、营养状况、睡眠质量、抽烟状况、饮酒状况、锻炼习惯等生活形态因素相关。

5.3.4　心理因素与城乡老年人体质健康的差异

心理学研究表明，个体心身交互作用是不可否认的事实，心理因素对个体生理活动、神经系统、神经调节机制等具有重要的影响，它会导致个体产生一系列的身体反应来应对周围环境的刺激，从而影响个体的体能水平和身体形态，并对城乡老年人体质健康产生重要的影响。例如，刘立光（2021）探讨了老年人体质健康与生活满意度之间的关系，研究表明在身体功能良好的情况下，城镇老年人对生活感到满意的程度显著高于农村老年人，且自评健康较好的城镇老年人对生活感到满意的程度显著高于农村老年人；Zhang 等（2021）探讨了老年人体重指数与认知障碍相关性的城乡差异，研究表明城乡老年人之间在体重指数与认知损害的关系上存在显著的差异，生活在中国农村的体重指数较低的老年人比生活在城市的老年人患痴呆症的风险更高；Sampaio 等（2020）探讨了体质健康与老年人认知功能、生活质量之间的关系，研究表明较差的体质健康与老年人代谢症候群、糖尿病、心血管疾病等多种疾病状态显著相关；Hodgkin 等（2018）探讨了澳大利亚农村老年人健康状况的预测因素，研究表明身体健康、心理健康与感知健康之间显著相关，而且农村老年人的健康状况比城市老年人差，其中孤独感和社会资本是这种城乡老年人健康状况差异的预测因素；黄天云（2017）探讨了长春市 60～69 岁老年人的体质状况，研究表明长春市老年人的体质健康状况处在中等偏上水平，城镇老年人的体质状况优于农村老年人，老年人参加体育运动与运动期望价值信念相关，主要体现为没兴趣、惰性及没时间；Zeng 等（2016）对老年父母从女儿和儿子的情感护理中获得健康的调查结果进行了分析，研究表明与 65 岁至 79 岁的老年人相比，为 80 岁以上的老年人提供情感关怀方面的女儿优势更为显著，尤其是农村地区，农村老年人偏爱儿子的情况更为普遍，从而对城乡老年人体质健康产生了显著性差异。由于身体各器官、各系统功能的减退，城乡老年人的家庭生活、职业生活和社会生活的变动程度存在差异，导致心理活动受到的影响不同，尤其是老年人由于心理压力、孤独等过大没有得到及时有效的调适，导致了轻度认知障碍或心理疾病，增加了老年人患各种躯体疾病的风险，降低了体质健康水平。基于上述分析，提出如下假设：

假设 6：城乡老年人体质健康差异与孤独感、疾病状况、生活满意度、锻炼自我效能感、健康信念、锻炼期望价值信念等心理因素相关。

5.4　研究方法

5.4.1　被试选择

被试者为长沙、益阳、湘西自治州三地 18 个社区 60～79 岁的 1 032 名老年人，涉及城镇、城乡结合区和农村社区各 6 个。具体样本背景信息见"4.4.1 被试选择"。

5.4.2　影响因素指标

按照《国民体质测定标准手册（老年人部分）》，确定测试指标包括城乡老年人的身体形态、机能和素质三类，然后进行综合评级，共分一级（优秀）、二级（良好）、三级（合格）、四级（不合格），任意一项指标无分者，不进行综合评级。

个体因素：性别，年龄，教育程度，婚姻状况，主要经济来源，居住状况。

生活环境因素：社区老年锻炼设施，邻里社会环境，社区健康教育、劳动参与情况，家庭健康气氛，子女锻炼支持，亲戚朋友锻炼支持。

生活形态因素：饮食习惯，营养状况，睡眠质量，抽烟状况，饮酒状况，锻炼习惯。

心理因素：孤独感，疾病状况，生活满意度，锻炼自我效能感，健康信念，锻炼期望价值信念。

5.4.3 统计方法

本部分研究对所收集的 1 032 名老年人数据，采用 SPSS22.0 统计分析软件进行数据录入，然后对不同体质健康状况（合格以上/不合格）的城镇、城乡结合区、农村老年人体质健康的影响因素进行卡方检验，以探讨城镇、城乡结合区、农村老年人体质健康合格以上/不合格情况与个体特征、环境因素、生活形态因素以及心理因素之间的关系，并提出体医融合的对策。

5.5 研究结果

5.5.1 个体因素分析

卡方检验是计数资料统计推断的重要方法，可用于两个率或多个率的组间比较，两组或多组间构成比的比较等，也是体质健康差异研究中常用的统计方法。表 5-1 卡方检验表明，不同体质健康状况（合格以上/不合格）的城镇、城乡结合区、农村老年人在年龄、婚姻状况、居住状况上差异显著（$p<0.01$，$p<0.05$），然而教育程度的差异不显著（$\chi^2=1.472$、0.192、0.215，$p>0.05$），60~64 岁老年人体质健康合格以上比例高于 65~69 岁老年人；有配偶老年人体质健康合格以上比例高于无配偶老年人；夫妻共居老年人体质健康合格以上比例高于非夫妻共居老年人，表明年龄、婚姻状况、居住状况是影响城镇、城乡结合区、农村老年人体质健康的共同个体因素。然而，不同体质健康状况农村老年人在性别、主要经济来源上差异显著（$\chi^2 = 3.890$、8.334，$p < 0.05$），女性老年人体质健康合格以上比例高于男性老年人，有退休金的老年人体质健康合格以上比例高于无退休金的老年人，表明性别、主要经济来源是影响农村老年人体质健康的因素。而且，不同体质健康状况的城乡结合区老年人在主要经济来源上差异显著（$\chi^2 = 10.736$，$p < 0.05$），有退休金的老年人体质健康合格以上比例高于无退休金的老年人，表明主要经济来源是影响城乡结合区老年人体质健康的因素。

表 5-1　城乡老年人体质健康差异的个体因素分析

项目	分层	城镇（$n=378$）			城乡结合区（$n=344$）			农村（$n=310$）		
		合格以上（人）	不合格（人）	χ^2 值	合格以上（人）	不合格（人）	χ^2 值	合格以上（人）	不合格（人）	χ^2 值
性别	男性	162	12	2.362	148	12	1.553	140	22	3.890*
	女性	197	7		176	8		138	10	
年龄	60~64 岁	214	6	5.828*	196	7	5.062*	176	14	4.627*
	65~69 岁	145	13		128	13		102	18	
教育程度	小学及以下	157	11	1.472	269	16	0.192	246	29	0.215
	初中	123	5		38	3		24	2	
	高中及以上	79	3		17	1		8	1	
婚姻状况	有配偶	283	11	9.563**	206	5	12.818**	165	11	10.623**
	丧偶	65	5		96	11		92	14	
	未婚/离异	11	3		22	4		21	7	
主要经济来源	退休金	265	10	4.366	37	1	10.736*	22	1	8.334*
	子女赡养	61	6		139	7		76	8	
	自己劳动	18	2		135	8		161	16	
	政府补贴等	15	1		13	4		20	7	
居住状况	独居等	65	9	9.814**	38	7	9.163*	76	18	11.353**
	夫妻共居	206	7		195	8		130	9	
	子女共居	88	3		91	5		72	5	

5.5.2 生活环境因素分析

表 5-2 卡方检验表明，不同体质健康状况的城镇、城乡结合区、农村老年人在社区老年锻炼设施、家庭健康气氛、亲戚朋友锻炼支持上差异显著（$p<0.01$，$p<0.05$），社区有 4 项及以上锻炼设施的老年人体质健康合格以上比例高于 3 项及以上锻炼设施的老年人；家庭健康气氛很好的老年人体质健康合格以上比例高于一般、较差的老年人；亲戚朋友锻炼支持水平高的老年人体质健康合格以上比例高于中低水平老年人，表明社区老年锻炼设施、家庭健康气氛、亲戚朋友锻炼支持是影响城镇、城乡结合区、农村老年人体质健康的共同生活环境因素。然而，不同体质健康状况的城镇、城乡结合区老年人在邻里社会环境、子女锻炼支持上差异显著（$\chi^2=10.024$、6.613、12.404、7.037，$p<0.01$，$p<0.05$），邻里社会环境很好的老年人体质健康合格以上比例高于一般、较差的老年人，子女锻炼支持水平高的老年人体质健康合格以上比例高于中低水平的老年人，表明邻里社会环境、子女锻炼支持是影响城镇、城乡结合区老年人体质健康的因素。而且，不同体质健康状况的城乡结合区、农村老年人在社区健康教育、劳动参与情况上差异显著（$\chi^2=8.233$、9.337、7.758、13.140，$p<0.01$，$p<0.05$），社区健康教育很好的老年人体质健康合格以上比例高于一般、较差的老年人，经常参与劳动的老年人体质健康合格以上比例高于非经常参与劳动的老年人，表明社区健康教育、劳动参与情况是影响城乡结合区、农村老年人体质健康的因素。

表 5-2 城乡老年人体质健康差异的生活环境因素分析

项目	分层	城镇（$n=378$）			城乡结合区（$n=344$）			农村（$n=310$）		
		合格以上	不合格	χ^2 值	合格以上	不合格	χ^2 值	合格以上	不合格	χ^2 值
		（人）	（人）		（人）	（人）		（人）	（人）	
社区老年锻炼设施	4 项及以上	184	4		111	2		29	1	
	1~3 项	97	8	6.621*	119	6	9.480**	72	2	9.362**
	无	78	7		94	12		177	29	

续表

项目	分层	城镇（n=378）			城乡结合区（n=344）			农村（n=310）		
		合格以上（人）	不合格（人）	χ^2 值	合格以上（人）	不合格（人）	χ^2 值	合格以上（人）	不合格（人）	χ^2 值
邻里社会环境	很好	98	2		109	3		143	16	
	一般	127	3	10.024**	122	6	6.613*	108	11	1.133
	较差	134	14		93	11		27	5	
社区健康教育	很好	206	7		189	7		35	1	
	一般	121	7	6.986	93	6	8.233*	86	4	9.337**
	较差	32	5		42	7		157	27	
劳动参与情况	经常参与	67	3		91	2		104	6	
	偶尔参与	203	9	2.863	145	7	7.758*	141	15	13.140**
	不参与	89	8		88	11		33	11	
家庭健康气氛	很好	198	6		142	5		102	7	
	一般	123	7	8.726*	136	7	9.772**	115	10	9.796**
	较差	38	6		46	8		61	15	
子女锻炼支持	高水平	196	5		152	5		84	7	
	中水平	114	6	12.404**	94	5	7.037*	112	11	2.816
	低水平	49	8		78	10		81	14	
亲戚朋友锻炼支持	高水平	122	4		148	4		104	5	
	中水平	183	8	6.500*	119	7	10.202**	101	11	9.538**
	低水平	54	7		57	9		73	16	

5.5.3　生活形态因素分析

表 5-3 卡方检验表明，不同体质健康状况的城镇、城乡结合区、农村老年人在睡眠质量、抽烟状况、饮酒状况上差异显著（$p<0.01$，$p<0.05$），睡眠质量很好的老年人体质健康合格以上比例高于一般、较差的老年人；不抽烟、不饮酒的老年人体质健康合格以上比例高于抽烟、饮酒的老年人，表明睡眠质量、抽烟状况、饮酒状况是影响城镇、城乡结合区、农村老年人体质健康的共同生活形态

因素。然而，不同体质健康状况的城镇、城乡结合区老年人在饮食习惯、营养状况上差异显著（$\chi^2=9.491$、6.092、6.946、8.158，$p<0.01$，$p<0.05$），饮食习惯、营养状况很好的老年人体质健康合格以上比例高于一般、较差的老年人，表明饮食习惯、营养状况是影响城镇、城乡结合区老年人体质健康的因素。而且，不同体质健康状况的农村老年人在锻炼习惯上差异显著（$\chi^2=10.673$，$p<0.01$），经常锻炼的老年人体质健康合格以上比例高于不经常锻炼的老年人，表明锻炼习惯是影响农村老年人体质健康的因素。

表 5-3　城乡老年人体质健康差异的生活形态因素分析

项目	分层	城镇（$n=378$）			城乡结合区（$n=344$）			农村（$n=310$）		
		合格以上（人）	不合格（人）	χ^2 值	合格以上（人）	不合格（人）	χ^2 值	合格以上（人）	不合格（人）	χ^2 值
饮食习惯	荤素均衡	213	5		142	5		108	11	
	荤食为主	97	11	9.491**	94	11	6.092*	66	11	1.752
	素食为主	49	3		88	4		104	10	
营养状况	良好	212	7		170	5		115	8	
	中等	114	7	6.946*	98	7	8.158*	130	17	4.408
	不良	33	5		56	8		33	7	
睡眠质量	很好	135	4		126	3		91	3	
	一般	149	5	10.451**	122	7	8.211*	109	12	11.070**
	较差	75	10		76	10		78	17	
抽烟状况	有	85	10	8.040**	91	10	4.361*	95	20	9.868**
	无	274	9		233	10		173	12	
饮酒状况	有	152	13	4.990*	121	12	4.077*	105	22	11.389**
	无	207	6		203	6		173	10	
锻炼习惯	经常锻炼	232	9		157	6		75	3	
	偶尔锻炼	92	6	3.324	109	8	3.160	101	8	10.673**
	从不锻炼	35	4		58	6		102	21	

5.5.4　心理因素分析

表 5-4 卡方检验表明，不同体质健康状况的城镇、城乡结合区、农村老年人在孤独感、疾病状况、生活满意度、健康信念上差异显著（$p<0.01$，$p<0.05$），无孤独感、疾病的老年人体质健康合格以上比例高于有孤独感、疾病的老年人；生活满意度、健康信念很好的老年人体质健康合格以上比例高于一般、较差的老年人，表明孤独感、疾病状况、生活满意度、健康信念是影响城镇、城乡结合区、农村老年人体质健康的共同心理因素。然而，不同体质健康状况的城镇、城乡结合区老年人在锻炼自我效能感、锻炼期望价值信念上差异显著（$\chi^2=6.866$、9.814、10.736、6.782，$p<0.01$，$p<0.05$），锻炼自我效能感、锻炼期望价值信念很好的老年人体质健康合格以上比例高于一般、较差的老年人，表明锻炼自我效能感、锻炼期望价值信念是影响城镇、城乡结合区老年人体质健康的因素。

表 5-4　城乡老年人体质健康差异的心理因素分析

项目	分层	城镇（$n=378$）合格以上（人）	不合格（人）	χ^2 值	城乡结合区（$n=344$）合格以上（人）	不合格（人）	χ^2 值	农村（$n=310$）合格以上（人）	不合格（人）	χ^2 值
孤独感	有	83	9	5.762*	97	11	5.493*	123	22	6.922**
	无	276	10		227	9		155	10	
疾病状况	有	161	13	4.037*	153	14	3.913*	145	25	8.367**
	无	198	6		171	6		133	7	
生活满意度	很好	129	3	16.592**	124	4	11.326**	95	6	11.809**
	一般	199	9		166	9		121	13	
	较差	31	7		34	7		42	13	
锻炼自我效能感	很好	165	4	6.866*	151	4	9.814**	117	7	5.070
	一般	111	6		94	5		103	15	
	较差	83	9		79	11		58	10	

续表

项目	分层	城镇（$n=378$）			城乡结合区（$n=344$）			农村（$n=310$）		
		合格以上	不合格	χ^2 值	合格以上	不合格	χ^2 值	合格以上	不合格	χ^2 值
		（人）	（人）		（人）	（人）		（人）	（人）	
健康信念	很好	189	5		163	4		109	6	
	一般	118	6	11.120**	108	8	9.750**	95	12	6.297*
	较差	52	8		53	8		74	14	
锻炼期望价值信念	很好	176	5		109	5		104	8	
	一般	131	6	10.736**	123	6	6.782*	102	11	3.535
	较差	52	8		92	11		72	13	

5.6 分析与讨论

5.6.1 个体因素对城乡老年人体质健康差异的影响

首先，本部分研究表明，不同体质健康状况（合格以上/不合格）的城镇、城乡结合区、农村老年人在年龄、婚姻状况、居住状况上差异显著，表明年龄、婚姻状况、居住状况是影响城镇、城乡结合区、农村老年人体质健康的共同个体因素。这是由于无论是城镇、城乡结合区老年人，还是农村老年人，随着年龄的增大，老年人的身体素质都会呈现向下发展的趋势（Ji et al.，2020），其中，老年人身高会有不同程度的降低，主要与椎间盘萎缩脊柱弯曲改变所致；随着年龄的增大，大多数老年人由于机体细胞、组织萎缩与水分减少等原因，导致体重逐渐降低，肌肉力量显著下降；老年人的肌力尤其是呼吸肌的力量减小，而肺泡体积逐步增加，肺弹性支撑结构退化，以及毛细气管和支气管发生扩张、肺泡纤维组织增加等因素，导致肺活量随年龄增长而下降（付近梅 等，2016）。而且，婚姻关系在个体的日常生活中扮演着极为重要的角色，而配偶是一个家庭中扮演陪伴个体时间最长、最了解个体身体和精神状况、为个体供社会交往关系、日常生活中提供支持最多的伴侣和知己的角色（Wei et al.，2021），对老年人体质健康尤为重要（孙家梁，2021）。因此，无论是城镇、城乡结合区老年人，还是农村老年人，年龄、婚姻状况、居住状况都会对老年人体质健康产生重要的影响，这是影响老年人体质健康的共同个体因素，与丧偶、未婚/离异的老年人，或独居、子女共居的老年人相比，有配偶且夫妻共居的老年人体质健康更好。

其次，本部分研究表明，不同体质健康状况的农村老年人在性别、主要经济来源上差异显著，女性老年人体质健康合格以上比例高于男性老年人，有退休金的老年人体质健康合格以上比例高于无退休金的老年人，表明性别、主要经济来源是影响农村老年人体质健康的因素。这是由于与农村女性老年人相比，参加农业劳动的男性老年人更多，田间劳动的时间更长，劳动强度更大，然而劳动不能代替体育锻炼，而且即使是农闲时间，大多数农村老年人也以聊天、打牌等较为静态的活动为主，使得其力量素质相对较差（许彩会，2018）；此外，主要经济来源直接影响农村老年人的劳动方式、收入水平、医疗卫生、社会福利保障等，尤其是有退休金的老年人，他们的营养摄入、膳食结构、生活方式、医疗保健和养老保险等是无退休金的农村老年人无法相比的，它可以直接影响到老年人的闲暇时间、生活方式、身体活动、健康信念，从而对农村老年人体质健康产生显著的影响，导致退休金成为了影响农村老年人体质健康的重要因素。

最后，本部分研究表明，不同体质健康状况的城乡结合区老年人在主要经济来源上差异显著，有退休金的老年人体质健康合格以上比例高于无退休金的老年人，表明主要经济来源是影响城乡结合区老年人体质健康的因素。目前，我国具有城乡差异明显的特点，显现出城镇、城乡结合区和农村三元分化的特征，城镇、城乡结合区和农村居民的资源获得差别仍然很大（代俊 等，2014）。城乡结合区是城市辖区范围内、受城区经济辐射、社会意识形态渗透和城市生态效应影响，与城区经济发展、生活方式和生态系统密切联系的城市建成区以外一定范围内的区域，是城市人口、住宅和工业扩散的直接承载区。由于城乡结合区的特殊地理位置，使得城乡结合区与城镇、农村存在很大的差异，它既受城市经济的影响，又以农业为主，但产品的城市市场指向明显，导致城乡结合区老年人主要经济来源差异显著，而主要经济来源是体质健康社会决定因素中的重要部分，尤其是退休金具有稳定性，因此不同体质健康状况的城乡结合区老年人在主要经济来源上差异显著，有退休金的老年人体质健康合格以上的比例最高。

5.6.2 生活环境因素对城乡老年人体质健康差异的影响

首先，本部分研究表明，不同体质健康状况的城镇、城乡结合区、农村老年人在社区老年锻炼设施、家庭健康气氛、亲戚朋友锻炼支持上差异显著，表明社区老年锻炼设施、家庭健康气氛、亲戚朋友锻炼支持是影响城镇、城乡结合区、农村老年人体质健康的共同生活环境因素。这与相关的研究结果具有一致性，例如体育场地设施越多的地方老年人整体身体素质越好（熊超，2016）、家庭支持对老年人体质健康有显著的影响（Wei et al.，2021）。这是由于群众开展体育锻炼的场地设施条件相对充足，体育健身场所、设施和配备更全面，老年人参加体育锻炼越会更积极，加之注意饮食与营养，其力量素质和平衡能力衰退的速度减慢；家庭健康气氛较好，会引导老年人正确的认识，意识到健康的重要性，才能积极主动地投身于自我保健的行列之中（Barnes，2020）；同时，亲戚朋友闲暇时对城镇、城乡结合区、农村老年人进行体育锻炼的指导，多向老年人普及体育锻炼的益处，宣传体育活动对老年人体质健康的积极影响，认可老年人体育锻炼的效果，赞扬老年人体育锻炼所获得的成绩，从心理上、行为上鼓励支持老年人体育锻炼行为，使老年人从思想上接受，行动上积极参加锻炼。

其次，本部分研究表明，不同体质健康状况的城镇、城乡结合区老年人在邻里社会环境、子女锻炼支持上差异显著，邻里社会环境很好的老年人体质健康合格以上比例高于一般、较差的老年人，子女锻炼支持水平高的老年人体质健康合格以上比例高于中低水平的老年人，表明邻里社会环境、子女锻炼支持是影响城镇、城乡结合区老年人体质健康的因素。这是由于邻里社会环境是邻里及其居民的社会人口构成，居住在邻里的个人之间存在的关系以及群体与社会交互过程等（Kepper et al.，2019；Suglia et al.，2016）。邻里社会环境是社区居民对社区邻里交谈、社会交往、社会信任及周围环境等的主观感知与判断，城镇、城乡结合区社区的社会控制、强化规范，以及提供健身娱乐与体育交流的机会、平台不一样，导致邻里运动健康气氛存在显著差异，从而使得提升城镇、城乡结合区社区老年人体育锻炼参与度与坚持性水平也不同；而且，由于城镇、城乡结合区家庭社会经济地位存在差异，相比于城镇老年人，城乡结合区老年人的经济条件相对较差（易莹莹 等，2022），因此，在体育锻炼活动中，城乡结合区老年人对子女的锻炼经济依赖更强，而城镇老年人对子女锻炼情感支持的需求更高，导致子女锻炼支持在城镇、城乡结合区老年人体质健康的影响中存在差异。

最后，本部分研究表明，不同体质健康状况的城乡结合区、农村老年人在社区健康教育、劳动参与情况上差异显著，社区健康教育很好的老年人体质健康合格以上比例高于一般、较差的老年人，经常参与劳动的老年人体质健康合格以上比例高于非经常参与劳动的老年人，表明社区健康教育、劳动参与情况是影响城乡结合区、农村老年人体质健康的因素。这是由于与城乡结合区相比，由于经济社会发展、地理位置、社区建设等方面的差异，使得农村社区健康教育的普及率相对较低，导致农村老年人健康知识的获取、健康素养的提升水平也低，因而不同体质健康状况的城乡结合区、农村老年人在社区健康教育上差异显著。而且，与城乡结合区老年人相比，农村老年人参与劳动的强度更强，时间更多，导致经常参与劳动的老年人体质健康合格以上比例高于非经常参与劳动的老年人（李莎莎，2021）。

5.6.3　生活形态因素对城乡老年人体质健康差异的影响

首先，本部分研究表明，不同体质健康状况的城镇、城乡结合区、农村老年人在睡眠质量、抽烟状况、饮酒状况上差异显著，表明睡眠质量、抽烟状况、饮酒状况是影响城镇、城乡结合区、农村老年人体质健康的共同生活形态因素。这与相关的研究结果具有一致性，例如，Zhang 等（2021）研究表明，与农村老年人相比，城市老年人自评健康状况与睡眠时间之间的相关性更强；郭方鹏（2020）研究表明，城市居民吸烟、饮酒、定期体检、按时服药及每天刷牙的比例显著高于农村居民，定时锻炼的比例显著低于农村居民。这是由于睡眠对于人类来说非常重要，人体的生命过程约有 1/3 的时间是在睡眠当中度过，通过必要的睡眠，个体才可以使自身疲劳的神经细胞得到调整，精力和体力才能得已恢复,然而城市老年人劳作性活动时间显著短于农村老年人,休闲性活动时间及静态行为时间显著长于农村老年人,加上不同城镇、城乡结合区、农村老年人生活作息规律不一样,导致睡眠质量对城镇、城乡结合区、农村老年人体质健康都存在影响;而且,城镇、城乡结合区、农村老年人抽烟状况、饮酒状况上存在很大的差异,导致抽烟、饮酒对于体质健康负向效用的差异也很大。

其次,本部分研究表明,不同体质健康状况的城镇、城乡结合区老年人在饮食习惯、营养状况上差异显著,饮食习惯、营养状况很好的老年人体质健康合格以上比例高于一般、较差的老年人,表明饮食习惯、营养状况是影响城镇、城乡结合区老年人体质健康的因素。个体身体素质和运动能力不仅与遗传密切相关,而且还与年龄、生存环境、体育活动和营养饮食等有密切相关(林玲 等,2021),如果饮食、营养不合理,个体更容易导致机体的受损。这是由于我国社会和经济的快速发展,使得老年人的饮食变得多样且丰富。然而,农村老年人的经济收入、营养状况、饮食习惯、工作性质、医疗条件、健康意识及体力活动等方面与城镇、城乡结合区差距较大,农村老年人营养物质的摄入更加全面,饮食结构相对合理,而城镇与城乡结合区的饮食习惯等比较相似(代俊 等,2014),城镇、城乡结合区老年人的物质条件更加丰富,加上老年人锻炼习惯也存在差异,导致城镇与城乡结合区老年人的肥胖程度等身体形态指标差异显著。

最后,本部分研究表明,不同体质健康状况的农村老年人在锻炼习惯上差异显著,经常锻炼的老年人体质健康合格以上比例高于不经常锻炼的老年人,表明锻炼习惯是影响农村老年人体质健康的因素。体育锻炼是人们体质得以增强的主要因素,它对增强体质意义重大(吴姜月 等,2021)。体育锻炼的最大作用在于全面增进健康,可以预防老年人心血管病,改善呼吸、消化和神经系统的功能,降低糖尿病发生的危险性,预防骨裂,保持身体活动能力,控制体重与改变体型,延年益寿。这是由于城镇老年人的生活习惯、生活水平及体育锻炼要好于农村老年人,然而由于农村男性老年人能够通过一定体力劳动,确保身体得到一定程度的锻炼。但是,农村老年人之间的经济来源不一样,使得老年人锻炼机会、锻炼获得、健康概念等存在不同,导致不同体质健康状况的农村老年人在锻炼习惯上差异显著。

5.6.4　心理因素对城乡老年人体质健康差异的影响

首先，本部分研究表明，不同体质健康状况的城镇、城乡结合区、农村老年人在孤独感、疾病状况、生活满意度、健康信念上差异显著，表明孤独感、疾病状况、生活满意度、健康信念是影响城镇、城乡结合区、农村老年人体质健康的共同心理因素。这是由于在经济层面上，人口老龄化不仅带来国家养老负担和财政压力，而且出生人口的减少也将导致劳动力的缩减，进而影响经济社会的发展。同时，劳动力不足将间接导致老年人比例攀升，加之很多老年人子女都不在身边，导致随着年龄的增长老年人的孤独感越发强烈，其体育锻炼参与程度也随之下降，使得老年人的体质健康随着孤独感的增长而下降；而且，老年人群是疾病的高发人群（Sampaio et al.，2020；Solomon et al.，2018），尤其是随着生活水平的提高、生活方式的变化，颈椎病、高血压、高血脂、糖尿病、骨关节疾病等常见疾病已经成为影响老年人体质健康的重要因素，成为制约城镇、城乡结合区、农村老年人参加体育活动和提升体质健康的"拦路虎"（陈力，2019）；无论是城镇、城乡结合区老年人，还是农村老年人，年龄的增长都会导致老年人成长和发展的机会受限，使得老年人在生活中缺少目标，生活满意度下降，而生活满意度可以调整城镇、城乡结合区、农村老年人的心理状况，缓解焦虑、降低孤独感、增加社会交往，进而对老年人锻炼坚持性以及体质健康产生积极的影响（胡坤，2021；刘立光，2021）；健康信念是人们对自身健康基本需求和欲望的认知与根本观点，它是个体健康行为产生的基础，健康信念会促进城镇、城乡结合区、农村老年人的健康行为，能提升老年人体育锻炼的强度，健康信念不同，导致城镇、城乡结合区、农村老年人体质健康水平也存在显著的差异。

其次，本部分研究表明，不同体质健康状况的城镇、城乡结合区老年人在锻炼自我效能感、锻炼期望价值信念上差异显著，锻炼自我效能感、锻炼期望价值信念很好的老年人体质健康合格以上比例高于一般、较差的老年人，表明锻炼自我效能感、锻炼期望价值信念是影响城镇、城乡结合区老年人体质健康的因素，而农村老年人差异不显著。这是由于城镇、城乡结合区老年人在参与体育锻炼过程中，会受到老年人自我效能与期望价值的交互影响，当老年人认为体育锻炼对其具有价值时，老年人才会愿意付出努力去追求锻炼效益，并以提升体育锻炼效益的过程或结果来满足自身的需求，其中以增加体育锻炼频率和提升体育锻炼强度的方式去增加自身的身体活动量作为锻炼效益的突破。而且，如果老年人认为，体育锻炼很有价值性和具有锻炼自我效能感时，个人参与体育锻炼的频率及锻炼力度也会增加，但不同的身体活动量会产生不同的锻炼效益，不同的身体活动量与老年人的锻炼自我效能感、锻炼期望价值信念之间存在密切的相关，而城镇、城乡结合区老年人的锻炼自我效能感、期望价值信念存在差异，导致城镇、城乡结合区老年人产生不同的体质健康状况。此外，农村老年人由于经济因素，仍会进行一定的体力劳动，他们在某种程度上普遍认为体力劳动等同于体育锻炼，然而体力劳动和科学的、有目的的体育锻炼是完全不同的，导致不同体质健康状况的农村老年人在锻炼自我效能感、锻炼期望价值信念上差异不显著。

最后，本部分研究表明，城乡老年人体质健康存在显著的差异。无论是城镇、城乡结合区，还是农村，社区都是体医融合建设工作的关键一环，它既是体医融合的落脚点，也是城乡老年人体质健康促进的着力点。因此，体医融合背景下，建议建立体医部门协同治理机制，完善城镇、城乡结合区、农村社区体质健康测控服务体系，使得社区不仅能提供体质健康检测服务，专业人员还能根据检测的结果，帮助老年人对接适宜的健康服务资源，指导老年人开展体育锻炼活动。具体为遵循"政府主导、市场接轨、团队运作"的原则，政府从模式、宣传、人事、资金以及硬件条件保障等方面进行建设与规划，社区针对老年人定期开展自愿的健康素养和生活方式测量、讲座，测量可增加科技仪器测量其骨密度的变化、身体骨骼的移位情况、心肺功能情况、血压、血糖等体质测定服务，讲座的形式和内容要切合老年人的身心特点，同时建立健康知识和技能的核心信息发布制度，构建体现老年人体质健康测量和科学健身指导系统相结合的健康管理体系，从而为老年人的体质健康保驾护航，促进老年人健康水平的提升。

第 6 章 饮食指导结合体育锻炼干预 对城镇、城乡结合区老年人 身体形态与生活质量的影响

6.1 研究背景

人口的快速老龄化带来了一些新的社会问题,而增强老年人的体质健康是减缓老龄化社会问题的有效措施之一。老年人不仅可以为社会的进步发挥余热,而且也希望自己能健康、愉快地安度晚年,享受老年生活。然而,城乡老年人在体重、腰围、臀围等身体形态指标方面存在显著的差异。2022 年 6 月,国家国民体质监测中心发布的《第五次国民体质监测公报》显示,农村老年人超重肥胖率迅速降低,城乡差异增大,农村老年人身体形态优于城市老年人。目前,城乡老年人身体形态的差异也受到了学者的关注,例如 Ding 等(2020)探讨了我国中老年人吸烟、酗酒、不运动与肥胖的关系,研究表明城市中老年人超重、肥胖率显著高于农村中老年人,而体重指数正常率显著低于农村中老年人;潘忞等(2020)探讨了福建省老年人高血压患病情况及影响因素,研究表明城市老年人的体重指数、中心性肥胖、高血压家族史及高文化程度百分比显著高于农村老年人;周小琦等(2016)探讨了武汉市城乡 65 岁以上老年人超重、肥胖和中心性

肥胖的现状，研究表明中心城区老年人超重、肥胖和中心性肥胖率显著高于边远城区老年人。当然，也有学者提出了不同的观点，例如，Cohen 等（2018）探讨了美国老年人饮食模式、体育活动和肥胖的城乡差异，研究表明农村老年人肥胖率最高，水果消费最低，而对于大多数城市地区的老年人来说，肥胖与水果、绿色蔬菜消费之间存在显著的负相关。本研究第 4 章也表明，在 60～69 岁老年人中，除了身高以外，城镇、城乡结合区、农村老年人在体重、腰围、臀围和体重指数（BMI）得分之间的差异显著，这种差异主要体现在城镇、城乡结合区老年人与农村老年人之间，城镇、城乡结合区老年人身体形态指标高于农村老年人，表明农村老年人的身体形态要显著优于城镇、城乡结合区老年人。因此，需要广泛组织城镇、城乡结合区老年人积极参与国民体质监测活动，让老年人了解自身体质健康，同时指导城镇、城乡结合区老年人进行科学的饮食和锻炼，使老年人合理饮食，积极进行体育锻炼，做到未病先防，科学瘦身，提升体质健康水平。

目前，随着经济的快速发展与饮食结构的改变，肥胖已成为严重威胁我国国民体质健康的重要因素。《"健康中国 2030"规划纲要》（2016 年）提出了"超重、肥胖人口增长速度明显放缓"的政策目标，因此如何抑制肥胖人口比例的增加，提高全民健康水平，降低肥胖所带来的社会成本成为重要的公共政策议题。然而，肥胖受社会经济状况、遗传因素、个体特征等多种因素共同影响，其中收入变化是影响肥胖的重要因素，收入带来了饮食结构的改变。随着收入的增加，老年人的饮食结构逐渐由植物性食物转向动植物性食物消费，转向价格更高的营养饮食消费。较高的饮食营养摄入是引发肥胖产生的危险因素，能量摄入越多，肥胖发生的概率也越大，其中动物性食物含有的脂肪和蛋白质较多，更易引发肥胖。而且，随着年龄的增加，老年人饮食结构的不合理与运动的减少，使得每日的总能量消耗显著降低，机体的能量摄入大于机体的能量消耗，从而使多余的能量以脂肪形式贮存，营养、锻炼状况与城市老年人身体形态显著相关（e.g.，缪琴 等，2020；Son et al.，2019）。此外，体育锻炼作为一种刺激源，可对机体的多个器官和组织产生生理性刺激，进而产生应激性反应，它是预防和治疗肥胖和肌少症等慢性疾病的有效手段，然而不同锻炼方式、不同锻炼强度会产生不同的干预效果。老年人通过控食减重或锻炼均能提高身体功能，然而饮食结合锻炼干预比单独饮食/单独锻炼干预的效果更好（夏艳霞，2020；Miller et al.，2017）。因此，减少由饮食摄入的能量、加强体育锻炼以增加能量消耗、控制能量平衡是保持老年人体质健康的基本条件，然而，针对老年人的探讨并未受到关注。

目前，我国第一代独生子女已进入社会，踏入工作岗位，传统大家庭模式开始逐渐减少，家庭结构的改变使得城镇、城乡结合区空巢、独居老年人的数量在不断增加。而且，目前我国 60 岁以上老年人出生于 20 世纪 60 年代以后，受到经济和社会条件的影响，他们对饮食健康没有太多关注。因此，指导城镇、城乡结合区老年人健康饮食和进行一些力所能及的锻炼，延缓肌肉力量的退化，可以有效地防止老年人运动机能的急剧下降，保证老年人有一个高质量的晚年生活。在此背景下，本部分研究以城镇、城乡结合区老年人为研究对象，将饮食与锻炼干预结合起来，探讨干预方法对老年人身体形态、生活质量的影响，这不仅丰富了饮食与锻炼干预的理论研究，而且也对老年人身体形态、生活质量的提升具有现实意义。

6.2 干预的相关理论基础与研究假设

6.2.1 饮食干预

1. 饮食干预的含义

饮，即为喝；食，即为吃。中国传统文化中，饮食有着非常丰富的含义。孔子的"食不厌精，脍不厌细"反映了先民对于饮食的精品意识。饮食既包含吃喝的意思，如"尔乃饮食醉饱"（《书·酒诰》）、"满身及手足多棘刺，血污狼藉，不饮食，不知亲疏"（张齐贤《洛阳缙绅旧闻记·焦生见亡妻》）；也意指饮品和食品，如"苾芬孝祀，神嗜饮食"（《诗·小雅·楚茨》）、"况子三年囚，苦雾变饮食"（苏轼《和王巩六首并次韵》）。在阴阳五行哲学思想、儒家伦理道德观念、中医营养摄生学说、饮食审美风尚、民族性格特征因素等思想的影响下，我国的饮食文化博大精深，蕴含着中国人认识事物、理解事物的哲理。

随着社会经济的转型与居民收入的增加，我国国民的体质健康问题已从营养缺乏转为营养过剩，导致肥胖、心脑血管疾病、糖尿病等慢性非传染性疾病已成为了影响我国居民，尤其是老年人体质健康的重要危险因素。国家对提高国民的营养健康高度重视，党的十九大报告进一步将"健康中国"确立为一项国家战略，先后出台了一系列的健康促进重大政策法规，例如《"健康中国2030"规划纲要》（2016年）、《中国老年人膳食指南》（2016年）、《中国防治慢性病中长期规划（2017—2025年）》（2017年）、《国民营养计划（2017—2030年）》（2017年）、《健康中国行动（2019—2030年）》（2019年）等，推动了健康科普宣教、食物营养和标签标准制定，提高了居民营养标签知晓率，强调对体质健康突出的老年人、青少年等重点人群进行饮食干预。饮食干预又称为营养干预，它是通过合理指导或提供特定食物、饮食规划，用来改善身体营养状况或解决相关疾病问题。从受干预者的角度，饮食干预可分为主动式和被动式干预两种（张静，2003）。主动式饮食干预是指通过营养教育，被干预者自己在态度和观念转变的基础上，主动实现饮食行为的改变，其优点主要是可以发挥居民的自主性，根据自身情况进行自我干预，也是本部分研究所采用的干预方式。

2. 饮食干预对老年人体质健康的影响

随着社会的发展，人们生活质量不断提升，老年人的饮食结构发生了翻天覆地的变化。然而，吃得好不等于营养，更不等于均衡的营养，只有均衡的营养才能带来健康，很多慢性病其实都是一口一口吃出来的，老年人也需要合理的饮食、均衡的营养。因此，饮食干预对老年人体质健康的影响受到了学者的关注，例如，Chung等（2022）探讨了富含抗氧化剂的饮食干预对患有代谢综合征的韩国老年人心脏代谢状况和动脉硬化的影响，研究表明实验组的腰围、内脏与皮下脂肪比、脂质过氧化等前后测差异显著；Ward等（2022）探讨了富含杏仁的饮食干预对中老年人饮食质量与端粒长度的影响，研究表明饮食干预改善了饮食质量，显著增加中性粒细胞端粒的长度，但全血中的端粒长度显著减少，淋巴细胞端粒长度变化不显著；许义红等（2021）探讨了低糖饮食对老年肠易激综合征的影响，研究表明与对照组相比，低糖饮食组老年肠易激综合征患者临床评分、疼痛程度、腹胀程度等显著降低；Regueme 等（2021）探讨了癌症化疗期间老年患者的蛋白质摄入、体重减轻、饮食干预对生活质量的影响，研究表明干预增加了癌症化疗期间老年患者的总能量和蛋白质摄入；薛珊（2021）探讨了饮食日记管理对老年食管癌术后出院患者营养状况的影响，研究表明干预一个月后，实验组与对照组患者的体重、体重指数均有所下降，但实验组患者体重和体重指数的下降程度显著低于对照组，表明饮食日记管理干预方案可在一定程度上改善老年患者的体重、体重指数和血清白蛋白、前白蛋白、血红蛋白水平及营养风险状况；谢开云（2020）探讨了膳食结构和血糖负荷食物交换法对老年糖尿病患者血糖控制的效果，研究表明基于膳食结构和血糖负荷概念的食物交换法干预对老年糖尿病的干预效果更佳，能有效控制糖尿病患者的血糖水平，并能降低患者腰围、体重指数，且不会对老年糖尿病患者造成明显不适，安全性更高；Murayama 等（2020）探讨了基于社区卫生工作者的干预措施在改善日本社区老年人饮食习惯方面的效果，研究表明与延迟干预组相比，即时干预组的饮食多样性得分在最初的 2 个月内显著增加，在随后的 2 个月内，干预措施也产生了类似的效果；周婕等（2019）探讨了低盐饮食、低钠盐饮食对老年高血压患者动态血压水平的影响，研究表明实验组、对照组老年人血糖达标时间、血糖波动次数、平均血糖漂移幅度之间存在显著的差异；Cancello 等（2019）探讨了短期饮食干预和益生菌混合补充对老年肥胖女性肠道微生物群的影响，研究表明实验组的体重显著下降，肠道菌群失调得到部分逆转，产气柯林斯菌属水平减少，与瘦身相关的分类群增加；朱丽丽（2017）探讨了低盐饮食、低钠盐饮食对老年高血压患者动态血压水平的影响，研究表明低盐饮食组老年人全天收缩压、夜间收缩压、白天舒张压、夜间脉压干预后显著下降，低钠盐饮食组老年人全天收缩压、白天收缩压、夜间收缩压、夜间舒张压、全天脉压、夜间脉压显著下降，两组比较无统计学差异，短期内都能降低高血压人群的血压，尤其是老年高血压人群。

上述研究表明，对于身体健康的普通人群，需要保持平衡饮食来维持身体的健康状态，而对于特殊人群，需要根据不同人群的营养指南为方针，合理规划他们的营养结构以及元素用量（喻兵，2019），而老年人也属于需要进行饮食干预的重点人群。在物质丰富的今天，城镇、城乡结合区老年人的饮食结构发生了巨大改变，导致城镇、城乡结合区老年人肥胖、超重问题日益显现。然而，由于医疗干预是急性疾病治疗的最重要方式，它存在着对身体副作用、刺激性强等缺点，而锻炼干预对于大部分疾病无法起到治疗的效果，只能短时间延缓疾病的发生，具有副作用小、局限性强的缺点，因此饮食干预受到学术界的关注，尤其针对老年人体质健康的促进与慢性疾病的治疗，可以通过长期的饮食调节，使体内的营养元素达到均衡状态，避免慢性疾病的发生，从而提高体质健康水平。

6.2.2 体育锻炼干预

1. 体育锻炼干预的含义

体育活动是一种复杂的社会文化现象，以身体活动为基本手段，以增强体质、增进健康及其培养人的心理品质为目的。自从体育产生以来，强身健体、娱乐作用自始至终是体育的主要功能。我国有着悠久的健身思想与理念，最早可以追溯到殷商时代，同时在春秋战国时期，健身思想与理念有了较大的发展。例如，《吕氏春秋·尽数》载："流水不腐，户枢不蠹，动也。形气亦然，行不动则精不流，精不流则气郁。郁处头，则为肿为风……处足，则为痿为蹷"；《荀子·天论》中说："养备而动时，别天不能病……矿养略而动罕，则天不能使之全"；汉末华佗《三国志·魏志·华佗传》曰："人体欲得劳动……动摇则谷气得消，血脉流通，病不得生，譬如户枢，终不朽也"，进一步阐明了体育锻炼对健康的重要性。

在国家政策的大力倡导下，体育锻炼的重要性日益凸显，它在体质健康促进中扮演着越来越重要的角色。目前，不同学者从不同的角度对体育锻炼的含义进行了界定，例如，朱智豪（2021）认为，体育锻炼既是一种教育学生的有效手段，也是一种学生应培养和学会的重要技能；吴晨曦（2015）认为，体育锻炼又叫体育运动，也可以称之为身体锻炼行为，它是群众体育的基础，也是学校体育活动的主要形式之一；季浏（2006）认为，体育锻炼指包括各种与心肺功能、肌肉力量与耐力、柔韧性、身体成分等有关的活动形式，它通常是那些有计划、有规律、重复性的，以发展身体、增进健康、增强体能为目的的身体活动；汤国杰

（2006）认为，体育锻炼特指人们有目的、有意识地利用余暇时间、采用体育手段和方法，为谋求身心健康而进行的身体锻炼活动；席玉宝（2001）将体育锻炼定义为以健身健美、娱乐游戏、医疗保健为锻炼内容，为增强体质、增进身心健康而进行的一种体育活动。在《辞海》中，体育锻炼是指通过体育运动和利用空气、阳光、水分等自然因素来增进健康，提高人们对外界环境的适应能力。体育锻炼干预作为运动处方功能的进一步延伸，它借助体育和活动，旨在提高身体和心理素质，改善个人和群体的身心与社交问题，即采用科学适度的方法对不良行为及表现进行矫正，运用体育锻炼的行为及活动对人际关系、心理控制与弹性及心理潜能进行促进，以达到改善消极影响、促进个体行为习惯养成、适应社会生活为目的的一种有力手段（杜守猛，2014；盖正，2011）。因此，体育锻炼是人们根据身体需要进行自我选择，运用各种体育手段，并结合自然力和卫生措施，以发展身体、增进健康、增强体质、调节精神、丰富文化生活和支配余暇时间为目的的体育活动。体育锻炼不仅能提高个体的机体功能，还是促进个体心理健康的重要干预手段。

2. 体育锻炼干预对老年人体质健康的影响

人口老龄化是世界人口发展的必然趋势，但它也给老年人带来了亟待解决的体质健康问题。那么，从体育锻炼干预的角度，如何提升城镇、城乡结合区老年人的体质健康水平呢？焦峰等（2022）探讨了有氧运动联合认知刺激疗法对阿尔茨海默病患者认知和生活质量的影响，研究表明中等强度的有氧运动联合认知刺激疗法对阿尔茨海默病患者的认知、精神行为症状和生存质量有显著的改善作用；Kleinke 等（2021）探讨了增加体力活动和减少体力活动的低阈值干预对老年人身体活动的影响，研究表明干预组和对照组之间身体活动差异显著；李海磊（2021）探讨了强制性运动干预配合任务导向性训练对脑卒中恢复期老年患者运动耐力及跌倒效能的影响，研究表明干预用于脑卒中恢复期老年患者可显著强化其运动耐力，提高预防跌倒的效能，改善肢体运动功能，还可提高患者日常生活能力及自理能力；Tanaka 等（2021）探讨了基于团体的身体和认知干预对老年卫生服务机构老年痴呆患者社会活动和生活质量的影响，研究表明实验组与对照组之间的社会活动、生活质量存在显著的差异；Herrod 等（2021）探讨了身体活动干预对老年人静息血压的影响，研究表明干预后老年人的静息收缩压显著降低；梁月红等（2021）探讨了长期运动锻炼对老年人肌肉衰减症状的影响，研究表明长期运动锻炼对老年人肌肉衰减症状干预效果显著，它可增强老年人上下肢肌力、提高肌肉质量、改变肌纤维百分比，有助于延缓老年人肌肉衰减症状；Wilczynska 等（2020）探讨了智能手机 eCoFit App 干预对有氧体能、功能性移动能力、血压、腰围等的影响，研究表明在 6 周时，被试有氧健身、功能性活动能力、上下半身肌肉健身、收缩压和腰围得到改善，在 20 周时有氧健身、功能性运动、上下半身肌肉健身和收缩压的效果更显著；Canli 等（2020）探讨了不同体育锻炼干预模式对认知功能和身体绩效的影响，研究表明实验组与对照组的活动能力、步行和平衡能力得分之间存在显著的差异；王莉华等（2020）探讨了太极拳锻炼对老年慢性阻塞性肺疾病患者的干预效果，研究表明太极拳干预后老年人一秒用力呼气容积及百分比、一秒用力呼气容积/用力肺活量等指标显著提高，呼吸困难指数显著降低；Bao 等（2020）探讨了运动干预对老年女性健康体质的影响，研究表明实验组各项健康体质指标测试水平得到了显著提高。

上述研究表明，体育锻炼可以延缓老年人身体衰老、促进老年人体质健康。目前，随着健身运动在我国老年人群的深入开展，体育锻炼干预已然成为老年体育研究的热点问题。虽然老年人进行体育锻炼的次数会随着年龄的增加而下降，但是目前不参加体育锻炼的老年人依旧占总老年人口数的较大比重，因此体育锻炼干预更值得关注（谢薇薇，2019），它不仅是提高老年人体质健康水平的有效方法，而且对老年人际关系、心理控制与弹性以及心理潜能具有显著的促进作用，也是促进老年人行为习惯以适应社会生活的一种有力手段。

6.2.3 饮食指导结合体育锻炼干预

1. 饮食指导结合体育锻炼干预的形式

在饮食指导结合体育锻炼干预中，学者运用了不同类型的干预方案。其中，根据干预是否运用互联网信息技术，可以将饮食指导结合体育锻炼干预分为面对面的群体干预和非面对面的信息技术干预，例如群体干预可以为群体锻炼、饮食指导课程、锻炼指导课程等，信息技术干预可以分为以计算机、iPad/平板电脑、智能手机、笔记本电脑等技术为基础的干预等（e.g.，Batsis et al.，2021a；Batsis et al.，2020；Murayama et al.，2020；Recio-Rodríguez et al.，2019；黄亭瑜，2015；郭文，2012）。虽然非面对面的干预成效不如面对面的干预，但是与面对面的干预相比，非面对面的干预生态效度更大。其中，群体干预属于面对面的干预，它是为了维持或提升健康及健康体能状态，以2人以上形成的群体方式一起进行的饮食指导与体育锻炼（e.g.，Batsis et al.，2021b；Bennett et al.，2020；林育如，2016；黄亭瑜，2015）；印刷品干预属于以信息技术为基础的非面对面干预，它是个体通过印刷品传递的非面对面的干预技术，被试接受饮食指导与锻炼训练课程，自主设置个人所期望的饮食与体育计划，达到体质健康的改变过程（e.g.，Wang et al.，2020；Bruñó et al.，2018；郭文，2012）。

2. 饮食指导结合体育锻炼群体干预与城镇、城乡结合区老年人身体形态与生活质量

随着生活质量的提高，健康逐步被人们所重视，甚至成为了第一民生。饮食平衡与体育锻炼均是个体体质健康所必需，科学的锻炼能够促进人体各项功能的健康运转，而平衡的饮食为人体正常的运转提供了合理的物质来源，对体育锻炼的效果有着十分重要的促进作用。因此，体质健康状况不仅与个人体育锻炼有关，还与人体日常所摄入的饮食营养有很大关系。依据老年人条件的不同，需要采取合理、科学的体育锻炼以提升其体质健康水平，而合理的饮食又可保证老年人每日所必须的营养物质与微量元素，提高人体免疫力。因此，老年人的体质健康与体育锻炼、合理饮食密不可分，饮食指导与体育锻炼相结合的干预越来越受到学者和实践者的重视。例如，刘军豪等（2021）探讨了30%低碳水化合物饮食联合抗阻-有氧运动对老年2型糖尿病患者血糖稳定性及血脂水平的影响，研究表明观察组干预后血糖变异系数、平均血糖波动幅度、餐后血糖波动幅度等指标明显优于对照组；Chang等（2021）探讨了早期锻炼、延迟锻炼与营养干预对肌肉减少症老年人阶段性身体成分的影响，研究表明延迟干预组与早期干预组的下肢瘦体重存在显著的差异；金海丽等（2021）探讨了膳食营养联合运动疗法对

老年糖尿病治疗的临床价值，研究表明观察组生活质量、疾病认知评分显著高于对照组，观察组空腹血糖、餐后 2h 血糖、糖化血红蛋白等指标显著低于对照组；王庆华等（2019）探讨了手指操锻炼和饮食干预对老年痛风性关节炎病人康复效果的影响，研究表明实验组出院 8 周后，血尿酸、视觉模拟评分、日常生活能力等指标以及用药依从性均优于对照组；南喜茹等（2018）探讨了饮食护理与呼吸功能锻炼对老年慢性阻塞性肺疾病患者生活质量的影响，研究表明观察组的躯体功能、心理功能、物质功能及社会功能等生活质量指标均较干预前、对照组有显著的改善；吴艳等（2017）探讨了运动疗法联合西药、膳食营养对老年糖尿病患者负性情绪和依从性的影响，研究表明观察组糖化血红蛋白、甘油三酯、总胆固醇、负性情绪等均明显优于对照组。上述饮食指导结合体育锻炼干预的研究对象主要针对糖尿病患者、肌肉减少症老年人、痛风性关节炎患者、慢性阻塞性肺疾病患者，然而对普通老年人身体形态、生活质量方面的探讨相对少见。

健康是人类生存和发展的最基本条件，而维护健康的"平衡饮食""适量运动""戒烟戒酒""心理健康"等法则中，"平衡饮食"与"适量运动"始终占据着主导的地位。因此，饮食指导结合体育锻炼干预研究是国外体质健康促进领域持续的关注主题，受到学者的重视。例如，Kinoshita 等（2021）探讨了饮食中补充甘草黄酮油对接受体育锻炼干预的健康日本中老年女性身体平衡控制的影响，研究表明实验组单腿站立时间显著延长，体重指数和体脂百分比显著降低；Komulainen 等（2021）探讨了体育锻炼和饮食干预对 57～78 岁中老年人认知能力的影响，研究表明实验组有氧运动、饮食联合组的神经心理测验总分（neuropsychological tests）的得分显著提升，但是单纯饮食并没有提升有氧运动或阻力运动对神经心理测验总分的得分；Vieira 等（2021）探讨了运动与饮食对老年拉美裔 2 型糖尿病患者身体成分与功能的影响，研究表明与对照组相比，单纯饮食组的身体成分指标（尤其是肌肉质量）显著改善，而联合饮食和锻炼组的身体功能指标改善更显著；Hughes 等（2020）探讨了单肢运动与食用硝酸盐对老年人下肢骨骼肌血流量和血管扩张的影响，研究表明急性摄入硝酸盐可增强血浆，然而在节律性运动期间，服用硝酸盐和安慰剂后，腿部血管舒张动力保持不变；

Clifford 等（2020）探讨了剧烈运动后高蛋白饮食对老年人肌肉损伤和炎症标志物的影响，研究表明老年人最大等长随意收缩在运动后显著减少，但组间无差异，肌肉酸痛在中等蛋白组和高蛋白组 24 小时后达到峰值，然而未发现组间差异，但单核细胞和淋巴细胞在运动后显著减少，嗜酸性粒细胞在运动后 24 小时增加，中性粒细胞、肌酸激酶、白细胞介素等差异不显著。然而，上述研究主要针对身体平衡控制、认知能力、身体成分和身体功能等方面进行探讨。

体育锻炼在一定程度上影响着人类机体的代谢过程，而合理饮食则是健康的物质基础，对于提高抵抗力，帮助老年人达到健康衰老等方面具有重要作用。与农村老年人相比，城镇、城乡结合区经济发展水平较高，物资丰富，加上城镇、城乡结合区老年人良好的进餐环境和丰盛可口的食物，常诱使人摄入过多而导致营养过剩。由于老年人新陈代谢功能的下降，对能量的需要也随之减少，若在饮食中摄入过多的热量，加上锻炼低于机体所需，必然会引起身体形态问题。饮食指导结合体育锻炼群体干预在营养全面的基础上，控制饮食的数量、种类、时间性以及饮食速度等，它有助于城镇、城乡结合区老年人体脂减少、体重减轻，而且体育锻炼既增加了能量的消耗，又有助于恢复由节食引起睡眠代谢率的减少，这两种作用都可减少体脂的贮存，而且仅由体育锻炼引起的体重减轻虽不减少静息代谢率，但能增加生命活力，以致使基础能量消耗增加，引起人体内儿茶酚胺和肾上腺皮质激素分泌增加，以及胰岛素分泌减少等反应，会促使甘油三酯、细胞色素 C、氧化酶、柠檬酸合成酶活性增加，加速脂肪分解，使体脂下降。此外，老年人通过良好的饮食与锻炼，也能丰富业余生活、满足精神需要和建立良好的人际关系，从而提升城镇、城乡结合区老年人生活质量水平。基于上述分析，提出如下假设：

假设 7： 饮食指导结合体育锻炼群体干预能提升城镇、城乡结合区老年人身体形态与生活质量水平。

3. 饮食结合体育锻炼印刷品干预与城镇、城乡结合区老年人身体形态与生活质量

随着信息技术的发展，互联网/计算机可为个体提供个性化的健康行为建议、反馈，提供身体活动与健康促进的新途径，传统的有针对性的印刷品材料的递送也因此发展到运用非面对面的交互技术来递送有针对性的印刷品干预材料，例如，电子邮件、网页或移动装置（mobile devices），以互联网/计算机为基础的有针对性的干预逐渐兴起（郭文 等，2012）。与普通印刷品信息相比，个性化信息或有针对性的印刷品干预材料更有效，更能使参与者提高自我效能感、身体活动和体质健康水平。目前，有针对性的印刷品干预成为了体质健康、运动心理等研究领域的重要主题（e. g.，Wang et al.，2020；张瑞琪，2019；Zlatar et al.，2019）。

近年来，在健康行为促进领域，国内外学者对有针对性的印刷品干预来增强身体活动、增进体质健康的问题进行了探讨。例如，张瑞琪（2019）基于社会生态模型，使用散页印刷品的干预方式，从学校体育环境和体育政策层面对初中生身体活动、锻炼机会进行干预，研究表明实验组学生体育环境认知、学校体育政策认知、学生每天平均活动时间及活动量相对于实验前、对照组有显著的提高；司琦等（2017）采用准试验不等同比较组前后测设计，以散页印刷品-信息型干预为主要方式，进行了促进青少年参与校内课外身体活动的干预有效性和持续性检验，研究表明青少年每天参与校内课外身体活动的时间和活动量的时间×试验处理交互作用显著，但持续性影响效果不足；郭文等（2012）探讨了不同运动干预形式对体质健康突出问题大学生体质健康、运动愉悦感与规律运动的影响，研究表明以印刷品模式开展运动干预后，体质健康突出问题大学生肺活量体重指数前后测有显著的差异，以自主管理模式开展运动干预后，体质健康突出问题大学生身高标准体重指数、肺活量体重指数、立定跳远（男）、1 000 m（男）/800 m（女）、仰卧起坐（男）、运动愉悦感与规律运动行为前后测有显著差异，而完全运动干预后，体质健康突出问题大学生的身高标准体重指数、肺活量体重指数、立定跳远、1 000 m（男）、仰卧起坐（女）前后测差异显著，多重比较进一步表明以印刷品模式开展的运动干预对体质健康突出问题大学生体质健康水平的提高、运动愉悦感与规律运动行为的培养效果更好；司琦等（2010）以听力残疾学生为研究对象，探讨了散页印刷品为主要的干预方式对弱势群体参与体育锻炼的影响，研究表明干预前后，实验组学生在不同锻炼阶段的人数分布发生了显著的改变，而且干预后，相对于对照组，实验组学生的意识和刺激控制因素显著提高。然而，上述研究主要是针对青少年学生进行探讨，且以传统印刷品干预为主。

对体质健康促进来说，印刷品具有低成本、时间密集少的优点，有利于提高身体活动的水平（郭文，2012），因此针对老年人的印刷品干预研究开始受到国外学术界的重视。大多数有针对性的印刷品材料是通过现场递送，或通过邮件以标准的信函、时事通讯的方式递送，涵盖邮寄"散步有益健康和幸福"小册子、有针对性的印刷品干预信函、身体活动和行动计划手册等。例如，Wang 等（2020）采用通过印刷品和社会媒体广告的方式，探讨了基于跨理论模型的体育锻炼干预对老年人膝关节炎的影响，研究表明与对照组相比，干预组的锻炼坚持性增长率显著增加，同时对缓解膝关节炎和改善膝关节功能有显著的效果；Zla-tar 等（2019）采用个人咨询和使用计步器的自我监测、团体教育课程和印刷材料等干预方式，探讨了多水平身体活动干预对退休社区老人身体活动的影响，研究表明干预组和对照组之间的认知功能差异不显著，但中度至剧烈体力活动之间存在显著的差异。上述研究主要关注体育锻炼，然而对饮食的印刷品干预研究十分少见。城镇、城乡结合区老年人虽然文化程度不一，但是由于接受城市文化影响，他们使用电脑/互联网、微信的人较多，健康观念较好，而通过信息技术进行印刷品干预，老年人可以根据饮食与体育锻炼教程来进行相应的训练。而且，虽然印刷品干预也需要干预实施者监督，但是对健康的追求促使老年人坚持体育锻炼，提升其自主的能力。此外，印刷品模式中老年人不只能通过自己的评判来进行网络中的观看模仿，而且干预时进行有针对性的饮食、锻炼指导，有利于促进老年人增加运动愉悦感、锻炼自我效能感水平，从而导致城镇、城乡结合区老年人身体形态、生活质量水平的提升。基于上述分析，提出如下假设：

假设 8：饮食指导结合体育锻炼印刷品干预能提升城镇、城乡结合区老年人身体形态与生活质量水平。

要维持老年人的健康与活力，绝不是单一地加强某部分的训练，而是要结合多种方法让老年人身心得到全方位的改善。与印刷品干预相比，饮食指导结合体育锻炼群体干预不仅使城镇、城乡结合区老年人获得自我保健知识，使他们关心自我饮食起居，更便于引导他们养成有益于健康的饮食行为，使之达到最佳的健康状态，而且老年人适当地参加体育锻炼，能刺激骨细胞生长，使骨密度增强，可减少和预防骨质疏松症的发生，增强肌肉力量，使关节更加灵活，同时也能促进城镇、城乡结合区老年人血液循环，减少脂肪在动脉管壁上的沉积，延缓血管硬化，对防治肥胖、冠心病、高血压、高血脂等疾病均有积极的作用。此外，生命质量是以社会经济、文化背景和价值取向为基础，人们对自己身体状态、心理功能、社会能力以及个人综合状况的感知。饮食指导结合体育锻炼群体干预是面对面的干预，有利于城镇、城乡结合区老年人及时与干预者进行交流沟通，更能有效地解决干预中遇到的问题，使得老年人个人期望与实际生活状况之间的差距缩小，从而提升生活质量水平。基于上述分析，提出如下假设：

假设9：与印刷品干预相比，饮食指导结合体育锻炼群体干预能更好地提升城镇、城乡结合区老年人身体形态与生活质量水平。

6.3　研究目的

本部分研究采用描述性统计、方差分析、配对样本 t 检验与多重比较等统计方法，探讨群体干预与印刷品干预两种不同饮食指导结合体育锻炼干预模式对城镇、城乡结合区老年人身体形态与生活质量的影响，从而探索提升城镇、城乡结合区老年人身体形态与生活质量水平的最佳途径，为体医融合背景下城镇、城乡结合区老年人体质健康促进提供新的思路和方法。

6.4　实验方法

6.4.1　实验对象

根据《国民体质测定标准手册（老年人部分）》，选择体重、腰围、臀围、体重指数（BMI）作为身体形态指标，从长沙、益阳两地各选取60名存在身体形态指标问题的城镇、城乡结合区老年人，由于中途退出、跌倒造成的身体限制、测试数据不全等原因，最终纳入实验数据统计者共 107 人，随机分配到 2 个实验组（分别 36 人、34 人）和 1 个控制组（37 人）中，组间同质，组内异质。其中，城镇 60 人，城乡结合区 47 人；男性 49 人，女性 58 人。

6.4.2 实研设计

采用实验组—对照组前后测实验设计，共 16 周，实验组 A 每周 3 次面对面干预，即每周三次饮食和体育锻炼指导课程（30 分钟）和体育锻炼训练（60 分钟）；实验组 B 进行非面对面微信传递的印刷品干预。实验前进行前测，干预结束后实施后测。具体实验设计见表 6-1。

表 6-1　本部分研究的实验设计

组别	前测	实验处理	后测	追踪测
实验组 A	√	饮食指导结合体育锻炼群体干预	√	两个月后
实验组 B	√	饮食指导结合体育锻炼印刷品干预	√	两个月后
控制组	√	维持目前生活形态不做任何干预	√	两个月后

6.4.3 实验变量

1. 自变量

自变量为饮食指导结合体育锻炼干预，它有三种水平：实验组 A 接受饮食指导结合体育锻炼群体干预；实验组 B 接受饮食指导结合体育锻炼印刷品干预；控制组维持目前生活形态不做任何干预。

2. 因变量

因变量为城镇、城乡结合区老年人身体形态、生活质量。结合《国民体质测定标准手册（老年人部分）》，选择体重、腰围、臀围、体重指数作为身体形态指标。

生活质量采用 Ware 等（1992）简明生活质量问卷（short form 36 health survey questionnaire，SF-36），以实验前后测得分的显著改变程度来衡量饮食指导结合体育锻炼群体干预、饮食指导结合体育锻炼印刷品干预的效果。

SF-36 问卷由生理功能（physical functioning）、生理职能（role-physical）、躯体疼痛（bodilypain）、整体健康（general health）、活力状况（vitality）、社会功能（social functioning）、情感职能（role-emotional）和精神健康（mental health）8 个维度组成，共 11 项目。其中，8 个维度按照得分带入公式＝［（实际得分－该方面最低可能得分）/（该方面最高可能得分－该方面最低可能得分）］×100，8 个维度得分范围为 0～100 分，得分越高，代表生活质量和健康状况越好。由于具有较好的信效度，该问卷被广泛运用于老年人或患慢性病病人生活质量的评价。近年来，SF-36 问卷在我国得到普遍推广，主要应用于生命质量测定、临床试验效果评价、疾病负担评估、卫生政策评估等研究中，人群涵盖公务员、老人、学生等。因此，在本研究中也采用 SF-36 问卷。

3. 无关变量的控制

（1）为避免主试和环境因素给实验带来的误差，采用研究者自己做主试，并选择长沙、益阳某城镇、城乡结合区社区环境适中的干预场所。

（2）为避免由实验处理本身，尤其是实验过程中测试所引起的被试效应，采用主试知道实验组、控制组处理，而被试不知在进行实验，即采用单盲实验设计。

（3）为避免被试自身因素对实验结果造成的影响，采用平衡法，实验前进行前测，选取实验组、控制组被试人数、性别、身体形态与生活质量水平相近群体参与实验。

6.4.4　饮食指导结合体育锻炼干预方案

基于饮食、体育锻炼干预的相关文献，以及城镇、城乡结合区老年人饮食、体育锻炼发展的特点，设计饮食结合体育锻炼干预的方案。干预方案基于老年人的需要及兴趣而编制，而体育锻炼先由基础训练到进阶训练，动作由简单到困难，循序渐进，顾及老年人的安全性。其中，饮食指导结合体育锻炼群体干预方案参考 Batsis 等（2020）、李昂（2020）、Schehl（2020）、Miller 等（2017）、中国老年人膳食指南（2016）、张静（2003）的设计；饮食指导结合体育锻炼印刷品干预方案参考 Harada（2022）、李宏洁（2020）、王韵璘等（2020）、中国老年人膳食指南

（2016）、Jih 等（2016）、郭文（2012）设计。具体干预步骤、内容见表 6-2。

表 6-2　两种实验干预的步骤与内容

步骤	饮食指导结合体育锻炼群体干预		饮食指导结合体育锻炼印刷品干预	
第一周	主试进行老年人减肥保养、身体形态的面对面指导，使被试更为直观地了解饮食、身体锻炼的重要性。	主试实施依被试身体形态制定的锻炼计划，并开展每周3次、每次60分钟的体育锻炼。锻炼项目包括有氧步行（15分钟）、力量训练（35分钟，训练包括躯干屈曲、躯干伸展、腿部蹬伸、抗阻伸膝、上肢划船和提踵等），最后进行整理放松（10分钟）。	主试通过微信平台递送老年人减肥保养、身体形态认知小册子，使被试了解饮食、身体锻炼的重要性。	被试者通过微信平台，实施主试依被试身体形态制定的锻炼计划，并开展每周3次、每次60分钟的锻炼。锻炼项目包括有氧步行（15分钟）、力量训练（35分钟，包括躯干屈曲、躯干伸展、腿部蹬伸、抗阻伸膝、上肢划船和提踵等），最后进行整理放松（10分钟）。被试通过微信平台提供每次详细记录和见证人信息。
第二周	主试收集生活实例、简报、影片或图书，进行老年人吃动平衡、健康体重的面对面指导，使被试认识到食物选择及健康体重的重要性。		主试收集生活实例、剪报、影片或图书，通过微信平台递送老年人吃动平衡、健康体重小册子，使被试认识到食物选择及健康体重的重要性。	
第三周	主试进行面对面的饮食计划咨询，指导被试制定一份每周的菜单，包括富含水果、蔬菜、低脂肪的食物，同时进行步行锻炼方法指导，使被试评估自己目前的锻炼情形，并认识到规律步行的益处。		主试通过微信平台递送膳食计划小册子，指导被试制定一份每周的菜单，包括富含水果和蔬菜、低脂肪的食物，同时进行锻炼方法指导，使被试评估自己目前的锻炼情形，并认识到规律步行的益处。	
第四周	主试进行享受食物原则、少量多餐细软、预防营养缺乏，以及力量训练等面对面的指导，使被试认识到食不过量、天天运动、保持健康体重。		主试通过微信平台，递送享受食物原则、少量多餐细软、预防营养缺乏以及力量训练小册子，使被试认知食不过量、天天运动、保持健康体重。	
第五周	主试进行老年人主动足量饮水，积极锻炼指导，提供锻炼承诺的相关知识，被试制定运动承诺，全体成员相互见证。		主试通过微信平台，递送老年人主动足量饮水，积极锻炼小册子，提供锻炼承诺的相关知识，被试制定运动承诺，微信平台相互见证。	
第六周	主试进行蛋白质需求和来源面对面的指导，提供锻炼可能遇到的障碍知识、克服障碍的技巧或策略，指导被试承诺克服锻炼障碍。		主试通过微信平台，递送蛋白质需求和来源小册子，提供锻炼可能遇到的障碍知识、克服障碍的技巧或策略，指导被试承诺克服锻炼障碍。	

续表

步骤	饮食指导结合体育锻炼群体干预		饮食指导结合体育锻炼印刷品干预	
第七周	主试进行碳水化合物面对面的指导，提供锻炼意外受伤影片，以及老年锻炼可能遇到的意外受伤预防知识、技巧或策略。		主试通过微信平台，递送碳水化合物小册子，提供锻炼意外受伤影片，以及老年锻炼可能遇到的意外受伤预防知识、技巧或策略。	被试者通过微信平台，实施主试依被试身体形态制定的锻炼计划，并开展每周3次、每次60分钟的锻炼。锻炼项目包括有氧步行（15分钟）、力量训练（35分钟，包括躯干屈曲、躯干伸展、腿部蹬伸、抗阻伸膝、上肢划船和提踵等），最后进行整理放松（10分钟）。被试通过微信平台提供每次详细记录和见证人信息。
第八周	主试进行脂肪、盐摄取面对面的指导，提供邻里、社区锻炼资源来增加锻炼坚持性的方法。	主试实施依被试身体形态制定的锻炼计划，并开展每周3次、每次60分钟的体育锻炼。锻炼项目包括有氧步行（15分钟）、力量训练（35分钟，训练包括躯干屈曲、躯干伸展、腿部蹬伸、抗阻伸膝、上肢划船和提踵等），最后进行整理放松（10分钟）。	主试通过微信平台，递送脂肪、盐摄取小册子，提供邻里、社区锻炼资源来增加锻炼坚持性的方法。	
第九周	主试进行正念饮食面对面的指导，提供规律锻炼社会支持相关知识，包括子女、亲戚、朋友等的物质与精神支持，强化锻炼坚持性。		主试通过微信平台，递送正念饮食小册子，提供规律锻炼社会支持相关知识，包括子女、亲戚、朋友的物质与精神支持，强化锻炼坚持性。	
第十周	主试进行维生素和矿物质，锻炼反馈面对面的指导，使被试分享锻炼经验，保持锻炼动机，避免中断规律体育锻炼行为。		主试通过微信平台，递送维生素和矿物质，锻炼反馈小册子，被试通过微信平台分享锻炼经验，保持锻炼动机，避免中断规律锻炼行为。	
第十一周	主试进行健康的零食、体验和表达锻炼带来变化的面对面指导，交流锻炼给自己带来的益处。		主试通过微信平台，递送健康的零食、体验和表达锻炼带来的变化小册子，交流锻炼给自己带来的益处。	
第十二周	主试进行水果与蔬菜选择、建立健康自我形象的面对面指导，被试现场自我评估形象变化及原因等。		主试通过微信平台，递送水果与蔬菜选择、建立健康自我形象小册子，被试在微信平台自我评估形象变化及原因等。	
第十三周	主试提供食物购买、规律锻炼益处知识，进行购买对你有益的食物、体验规律锻炼效果指导，被试现场自我评估规律锻炼带来的效果。		主试通过微信平台，递送食物购买、规律锻炼益处知识，购买对你有益的食物、体验规律锻炼效果小册子，被试通过微信平台自我评估规律锻炼带来的效果。	

续表

步骤	饮食指导结合体育锻炼群体干预	饮食指导结合体育锻炼印刷品干预
第十四周	主试进行外出就餐、强化锻炼自我效能感面对面的指导，强化被试锻炼自我效能感，养成规律体育锻炼行为习惯。	主试通过微信平台，递送外出就餐、强化锻炼自我效能小册子，强化被试锻炼自我效能感，养成规律体育锻炼行为习惯。
第十五周	主试进行假日就餐、自我肯定强化锻炼的面对面指导，肯定被试假日就餐、锻炼效果，使被试进一步养成保持体重、规律锻炼习惯。	主试通过微信平台，递送假日就餐、自我肯定强化锻炼小册子，肯定被试假日就餐、锻炼效果，使被试进一步养成保持体重、规律锻炼习惯。
第十六周	主试进行鼓励陪伴进餐的面对面指导，同时活动回顾，并现场对完成锻炼任务好的老人给予奖励。	主试通过微信平台，递送鼓励陪伴进餐小册子，同时活动回顾，并对完成锻炼任务好的老人给予奖励，并写给了每位老人一封信。

6.4.5 统计方法

由于本部分研究是考察自变量（饮食指导结合体育锻炼干预）三种水平的效果，因此只需对所收集的107名老年人整体数据进行干预效果分析，以干预前后身体形态指标和生活质量得分的差异来进行衡量。采用SPSS22.0统计分析软件进行数据录入，统计方法包括描述性统计、方差分析、配对样本 t 检验与多重比较，以此来探讨饮食指导结合体育锻炼干预的有效性。

6.4.6 专家效度检验

在方案设计中，请3名高校运动人体科学教授和3名运动训练学教授多次评价，根据其意见修改形成正式方案。然后，请专家进行打分，结果见表6-3和6-4。计算出表6-3中，S-CVI＝（1＋0.83＋1＋0.83＋1＋1＋0.83＋1＋0.83＋1＋1＋0.83＋1＋0.83＋0.83＋1）/16＝0.925＞0.80，计算出表6-4中，S-CVI＝（1＋

0.83＋1＋0.83＋1＋0.83＋1＋1＋0.83＋1＋0.83＋1＋0.83＋1＋1＋1）/16＝0.936
＞0.80。通过计算得知，本部分研究设计的两个方案是达标的。

表 6-3　饮食指导结合体育锻炼群体干预方案专家评分情况、CVI 计算方法

阶段	专家 1	专家 2	专家 3	专家 4	专家 5	专家 6	一致同意人数	I－CVI
第 1 阶段	3	3	4	3	4	4	6	1
第 2 阶段	4	2	4	4	3	4	5	0.83
第 3 阶段	4	4	4	4	4	3	6	1
第 4 阶段	4	2	4	4	3	4	5	0.83
第 5 阶段	4	4	3	4	4	3	6	1
第 6 阶段	3	4	4	4	4	4	6	1
第 7 阶段	4	4	3	2	4	4	5	0.83
第 8 阶段	4	4	3	4	4	4	6	1
第 9 阶段	4	4	3	4	2	4	5	0.83
第 10 阶段	3	4	4	4	4	3	6	1
第 11 阶段	3	3	4	3	4	4	6	1
第 12 阶段	4	2	4	4	3	4	5	0.83
第 13 阶段	4	4	4	3	4	3	6	1
第 14 阶段	4	2	4	4	3	4	5	0.83
第 15 阶段	4	4	3	2	4	4	5	0.83
第 16 阶段	3	4	4	4	4	4	6	1

注：1～4 分别表示：无相关、弱相关、较强相关和强相关，其中 1 和 2 评定为不相关，3 和 4
评定为相关，下同。

表 6-4　饮食指导结合体育锻炼印刷品干预方案专家评分情况、CVI 计算方法

阶段	专家 1	专家 2	专家 3	专家 4	专家 5	专家 6	一致同意人数	I－CVI
第 1 阶段	4	4	3	4	4	3	6	1
第 2 阶段	4	3	4	2	4	4	5	0.83
第 3 阶段	3	4	4	4	4	4	6	1
第 4 阶段	4	2	4	3	4	4	5	0.83
第 5 阶段	4	4	4	4	3	3	6	1

续表

阶段	专家 1	专家 2	专家 3	专家 4	专家 5	专家 6	一致同意人数	I—CVI
第 6 阶段	4	4	3	2	4	4	6	0.83
第 7 阶段	3	4	3	4	4	3	6	1
第 8 阶段	4	4	3	4	4	3	6	1
第 9 阶段	4	3	4	4	2	4	5	0.83
第 10 阶段	3	4	4	4	4	4	6	1
第 11 阶段	4	2	4	3	4	4	5	0.83
第 12 阶段	4	4	4	4	3	3	6	1
第 13 阶段	4	4	3	2	4	4	6	0.83
第 14 阶段	3	4	3	4	4	3	6	1
第 15 阶段	4	4	4	4	3	3	6	1
第 16 阶段	3	4	4	4	4	4	6	1

6.5　研究结果

6.5.1　实验组 A、实验组 B 和控制组前测同质性分析

1. 身体形态前测同质性分析

对实验前收集的前测数据进行单因素方差分析，表 6-5 表明，实验组 A、实验组 B 和控制组体重（$F=0.152$，$p>0.05$）、腰围（$F=0.851$，$p>0.05$）、臀围（$F=0.914$，$p>0.05$）、体重指数（BMI）（$F=0.819$，$p>0.05$）得分之间的差异不显著，表明三组被试同质。因此，在实验中随机安排实验组 A、实验组 B 和控制组不会对实验结果带来显著影响。

表 6-5　实验组 A、实验组 B 和控制组身体形态前测差异分析

变量	实验组 A（$M\pm SD$）	实验组 B（$M\pm SD$）	控制组（$M\pm SD$）	F 值
体重（kg）	69.694±7.387	70.618±6.933	69.973±7.151	0.152
腰围（cm）	90.083±5.973	90.618±6.267	91.892±6.027	0.851
臀围（cm）	100.083±4.965	98.706±4.261	99.892±4.533	0.914
体重指数（BMI）	27.912±4.444	29.077±4.221	28.094±3.546	0.819

2. 生活质量前测同质性分析

表 6-6 表明，实验组 A、实验组 B 和控制组生活质量维度（$F=0.566$、0.227、1.180、1.514、0.376、1.107、0.305、0.240，$p>0.05$）得分之间的差异不显著，表明三组被试同质。因此，实验组后测生活质量结果的变化可以看成是由实验处理带来的。

表 6-6　实验组 A、实验组 B 和控制组生活质量前测差异分析

变量	实验组 A（$M\pm SD$）	实验组 B（$M\pm SD$）	控制组（$M\pm SD$）	F 值
生理功能	75.944±25.403	72.677±21.602	78.595±23.044	0.566
生理职能	72.306±32.971	67.294±27.482	69.460±32.805	0.227
躯体疼痛	74.139±18.411	78.206±19.793	71.108±20.208	1.180
整体健康	68.889±15.607	67.177±14.205	73.189±15.348	1.514
活力状况	73.722±17.566	73.588±19.201	76.892±18.306	0.376
社会功能	74.583±15.924	72.353±13.602	77.946±17.927	1.107
情感职能	76.361±32.412	72.147±31.825	70.595±33.206	0.305
精神健康	70.667±14.942	69.794±16.287	68.054±17.843	0.240

6.5.2　实验组 A 前后测差异分析

1. 身体形态前后测差异分析

采用配对样本 t 检验，探讨实验组 A 前后测身体形态的差异。表 6-7 表明，实验组 A 前后测体重（$t=4.588$，$p<0.01$）、腰围（$t=3.669$，$p<0.01$）、臀围

（$t=2.058$，$p<0.05$）、体重指数（BMI）（$t=4.495$，$p<0.01$）得分之间的差异显著，体重、腰围、臀围、体重指数的得分显著降低，说明饮食指导结合体育锻炼群体干预对实验组 A 身体形态产生了显著的影响。

表 6-7　实验组 A 身体形态前后测差异分析

变量	前测（$M\pm SD$）	后测（$M\pm SD$）	t 值
体重（kg）	69.694±7.387	62.195±6.480	4.588**
腰围（cm）	90.083±5.973	85.250±5.813	3.669**
臀围（cm）	100.083±4.965	97.722±3.998	2.508*
体重指数（BMI）	27.912±4.444	24.843±3.284	4.495**

2. 生活质量前后测差异分析

表 6-8 表明，实验组 A 前后测生理功能、生理职能、整体健康、活力状况、社会功能、精神健康（$t=-3.215$、-3.257、-4.925、4.536、-2.618、-4.404，$p<0.01$，$p<0.05$）得分之间的差异显著，生理功能、生理职能、整体健康、活力状况、社会功能、精神健康的得分显著提高，表明饮食指导结合体育锻炼群体干预对实验组 A 生活质量产生了显著的影响。

表 6-8　实验组 A 生活质量前后测差异分析

变量	前测（$M\pm SD$）	后测（$M\pm SD$）	t 值
生理功能	75.944±25.403	91.167±16.966	−3.215**
生理职能	72.306±32.971	90.444±33.980	−3.257**
躯体疼痛	74.139±18.411	71.139±20.777	0.822
整体健康	68.889±15.607	87.833±16.626	−4.925**
活力状况	73.722±17.566	85.139±13.239	−4.536**
社会功能	74.583±15.924	83.944±16.939	−2.618*
情感职能	76.361±32.412	73.583±29.930	0.687
精神健康	70.667±14.942	88.528±17.792	−4.404**

6.5.3 实验组 B 前后测差异分析

1. 实验组 B 身体形态前后测差异分析

采用配对样本 t 检验方法，探讨实验组 B 在接受饮食指导结合体育锻炼印刷品干预后身体形态得分的差异。表 6-9 表明，实验组 B 前后测体重（$t=2.742$，$p<0.01$）、腰围（$t=2.287$，$p<0.05$）、体重指数（BMI）（$t=2.746$，$p<0.01$）得分之间的差异显著，体重、腰围、体重指数（BMI）得分显著降低，然而臀围（$t=1.260$，$p>0.05$）得分之间的差异不显著，表明饮食指导结合体育锻炼印刷品干预对城镇、城乡结合区老年人身体形态的影响显著。

表 6-9　实验组 B 身体形态前后测差异分析

变量	前测（$M\pm SD$）	后测（$M\pm SD$）	t 值
体重（kg）	70.618±6.933	66.618±5.494	2.742**
腰围（cm）	90.618±6.267	88.012±6.104	2.287*
臀围（cm）	98.706±4.261	97.765±3.774	1.260
体重指数（BMI）	29.077±4.221	27.425±3.790	2.746**

2. 实验组 B 生活质量前后测差异分析

表 6-10 表明，实验组 A 前后测生理功能、生理职能、整体健康、活力状况、精神健康（$t=-3.034$、-2.382、-3.558、-2.043、-2.194，$p<0.01$，$p<0.05$）得分之间的差异显著，生理功能、生理职能、整体健康、活力状况、精神健康的得分显著提高，表明饮食指导结合体育锻炼印刷品干预对实验组 B 生活质量产生了显著的影响。

表 6-10　实验组 B 生活质量前后测差异分析

变量	前测（$M\pm SD$）	后测（$M\pm SD$）	t 值
生理功能	72.677±21.602	81.677±19.216	−3.034**
生理职能	67.294±27.482	75.118±28.450	−2.382*
躯体疼痛	78.206±19.793	76.529±21.699	0.521

变量	前测（$M \pm SD$）	后测（$M \pm SD$）	t 值
整体健康	67.177±14.205	79.029±18.587	−3.558**
活力状况	73.588±19.201	82.147±17.658	−2.043*
社会功能	72.353±13.602	72.529±24.106	−0.049
情感职能	72.147±31.825	67.647±35.164	1.748
精神健康	69.794±16.287	78.824±16.548	−2.194*

6.5.4 控制组前后测分析

1. 控制组身体形态前后测差异分析

为了解控制组在未接受任何干预的情况下，对控制组身体形态前后测做了差异分析。表 6-11 表明，控制组体重（$t=0.778$，$p>0.05$）、腰围（$t=-0.442$，$p>0.05$）、臀围（$t=1.183$，$p>0.05$）、体重指数（BMI）（$t=0.739$，$p>0.05$）得分之间的差异不显著，表明控制组身体形态前后测的得分未发生显著的变化。

表 6-11　控制组身体形态前后测差异分析

变量	前测（$M \pm SD$）	后测（$M \pm SD$）	t 值
体重（kg）	69.973±7.151	69.405±5.970	0.778
腰围（cm）	91.892±6.027	92.162±5.595	−0.442
臀围（cm）	99.892±4.533	99.568±4.913	1.183
体重指数（BMI）	28.094±3.546	27.875±3.241	0.739

2. 控制组生活质量前后测差异分析

表 6-12 表明，控制组生理功能、生理职能、躯体疼痛、整体健康、活力状况、社会功能、情感职能、精神健康（$t=1.518$、0.349、−1.322、−0.278、0.971、0.938、0.249、−0.628，$p>0.05$）得分之间的差异不显著，表明控制组生活质量前后得分的差异不显著。

表 6-12　控制组生活质量前后测差异分析

变量	前测（$M\pm SD$）	后测（$M\pm SD$）	t 值
生理功能	78.595±23.044	70.946±21.916	1.518
生理职能	69.460±32.805	66.487±33.143	0.349
躯体疼痛	71.108±20.208	76.838±17.038	−1.322
整体健康	73.189±15.348	74.351±18.899	−0.278
活力状况	76.892±18.306	72.757±16.251	0.971
社会功能	77.946±17.927	74.351±17.988	0.938
情感职能	70.595±33.206	68.649±30.642	0.249
精神健康	68.054±17.843	70.757±20.263	−0.628

6.5.5　实验组 A、实验组 B 和控制组后测差异分析

1. 身体形态后测分析

表 6-13 表明，对实验结束后收集的后测数据进行单因素方差分析，实验组 A、实验组 B 和控制组体重（$F=13.351$，$p>0.01$）、腰围（$F=12.946$，$p>0.01$）、体重指数（BMI）（$F=8.165$，$p>0.01$）得分之间的差异显著，然而臀围（$F=2.208$，$p>0.05$）得分之间的差异不显著。

表 6-13　实验组 A、实验组 B 和控制组身体形态后测差异分析

变量	实验组 A（$M\pm SD$）	实验组 B（$M\pm SD$）	控制组（$M\pm SD$）	F 值
体重（kg）	62.194±6.480	66.618±5.494	69.405±5.970	13.351**
腰围（cm）	85.250±5.813	88.012±6.104	92.162±5.595	12.946**
臀围（cm）	97.722±3.998	97.765±3.774	99.568±4.913	2.208
体重指数（BMI）	24.843±3.284	27.425±3.790	27.875±3.241	8.165**

表 6-14 表明，虽然实验组 A 和控制组，实验组 B 和控制组之间腰围得分之间的差异显著（$p<0.01$），然而实验组 A 腰围的得分显著低于实验组 B（$p<0.05$）；实验组 A 和实验组 B、控制组体重、体重指数（BMI）得分之间的差异显著，且实验组 A 体重、体重指数（BMI）的得分显著低于实验组 B、控制组

（$p<0.01$），然而实验组 B 和控制组体重和体重指数（BMI）得分之间的差异不显著（$p>0.05$）。因此，相比饮食指导结合体育锻炼印刷品干预，饮食指导结合体育锻炼群体干预对城镇、城乡结合区老年人身体形态影响的干预效果更好。

表 6-14　实验组 A、实验组 B 和控制组身体形态后测多重比较

因变量	分组（I）	分组（J）	均值差（I−J）	标准误	p
握力（kg）	实验组 A	实验组 B	−4.423	1.436	0.003
		控制组	−7.211	1.406	0.000
	实验组 B	控制组	−2.788	1.426	0.053
腰围（cm）	实验组 A	实验组 B	−2.868	1.395	0.042
		控制组	−6.912	1.366	0.000
	实验组 B	控制组	−4.045	1.386	0.004
体重指数（BMI）	实验组 A	实验组 B	−2.582	0.822	0.002
		控制组	−3.032	0.805	0.000
	实验组 B	控制组	−0.450	0.817	0.583

2. 生活质量后测分析

对实验结束后收集的后测数据进行单因素方差分析，表 6-15 表明，除躯体疼痛、情感职能（$F=0.934$、0.352，$p>0.05$）得分之间的差异没有达到显著性水平外，实验组 A、实验组 B 和控制组生理功能、生理职能、躯体疼痛、整体健康、活力状况、社会功能、情感职能、精神健康（$F=9.826$、5.220、5.221、6.111、3.404、8.603，$p<0.01$，$p<0.05$）得分之间的差异显著。

表 6-15　实验组 A、实验组 B 和控制组生活质量后测差异分析

变量	实验组 A（$M\pm SD$）	实验组 B（$M\pm SD$）	控制组（$M\pm SD$）	F 值
生理功能	91.167±16.966	81.677±19.216	70.946±21.916	9.826**
生理职能	90.444±33.980	75.118±28.450	66.487±33.143	5.220**
躯体疼痛	71.139±20.777	76.529±21.699	76.838±17.038	0.934
整体健康	87.833±16.626	79.029±18.587	74.351±18.899	5.221**

续表

变量	实验组 A（$M\pm SD$）	实验组 B（$M\pm SD$）	控制组（$M\pm SD$）	F 值
活力状况	85.139±13.239	82.147±17.658	72.757±16.251	6.111**
社会功能	83.944±16.939	72.529±24.106	74.351±17.988	3.404*
情感职能	73.583±29.930	67.647±35.164	68.649±30.642	0.352
精神健康	88.528±17.792	78.824±16.548	70.757±20.263	8.603**

表 6-16 多重比较表明，除实验组 A 和实验组 B 之间活力状况得分之间的差异不显著（$p>0.05$）外，虽然实验组 A 和控制组，实验组 B 和控制组之间生理功能的得分差异显著（$p<0.01$，$p<0.05$），但实验组 A 生理功能的得分显著高于实验组 B（$p<0.05$）；实验组 A 和实验组 B、控制组生理职能、整体健康、社会功能、精神健康得分之间的差异显著，且实验组 A 生理职能、整体健康、社会功能、精神健康的得分显著高于实验组 B、控制组（$p<0.01$，$p<0.05$），然而实验组 B 和控制组生理职能、整体健康、社会功能、精神健康得分之间的差异不显著（$p>0.05$）。因此，相比饮食指导结合体育锻炼印刷品干预，饮食指导结合体育锻炼群体干预对城镇、城乡结合区老年人生活质量影响的干预效果更好。

表 6-16 实验组 A、实验组 B 和控制组生活质量后测多重比较

因变量	分组（I）	分组（J）	均值差（I−J）	标准误	p
生理功能	实验组 A	实验组 B	9.490	4.664	0.044
		控制组	20.221	4.565	0.000
	实验组 B	控制组	10.731	4.633	0.023
生理职能	实验组 A	实验组 B	15.327	7.659	0.048
		控制组	23.958	7.497	0.002
	实验组 B	控制组	8.631	7.608	0.259
整体健康	实验组 A	实验组 B	8.804	4.320	0.044
		控制组	13.482	4.229	0.002
	实验组 B	控制组	4.678	4.291	0.278

因变量	分组（I）	分组（J）	均值差（I-J）	标准误	p
活力状况	实验组 A	实验组 B	2.992	3.776	0.430
		控制组	12.382	3.697	0.001
	实验组 B	控制组	9.390	3.751	0.014
社会功能	实验组 A	实验组 B	11.415	4.740	0.018
		控制组	9.593	4.641	0.041
	实验组 B	控制组	−1.822	4.709	0.700
精神健康	实验组 A	实验组 B	9.704	4.381	0.029
		控制组	17.771	4.288	0.000
	实验组 B	控制组	8.067	4.352	0.067

6.5.6　实验组 A 后测与追踪测差异分析

1. 身体形态后测与追踪测差异分析

表 6-17 表明，实验组 A 体重（$t=1.866$，$p>0.05$）、腰围（$t=0.167$，$p>0.05$）、臀围（$t=-0.472$，$p>0.05$）、体重指数（BMI）（$t=1.862$，$p>0.05$）后测与追踪测得分之间的差异不显著，表明饮食指导结合体育锻炼群体干预的干预效果得到了良好的保持。

表 6-17　实验组 A 身体形态后测与追踪测差异分析

变量	后测（$M\pm SD$）	追踪测（$M\pm SD$）	t 值
体重（kg）	62.194±6.480	60.056±6.052	1.866
腰围（cm）	85.250±5.813	85.056±5.772	0.167
臀围（cm）	97.722±3.998	98.083±3.996	−0.472
体重指数（BMI）	24.843±3.284	23.978±3.050	1.862

2. 生活质量后测与追踪测差异分析

表 6-18 表明，实验组 A 生理职能、躯体疼痛、整体健康、活力状况、社会

功能、情感职能（t＝0.777、0.487、−1.632、−0.956、−1.361、1.578，p＞0.05）后测与追踪测得分之间的差异不显著，生理职能、整体健康、活力状况、社会功能的干预效果得到良好保持，而且生理功能、精神健康继续得到显著改善（t＝−2.080、−2.049，p＜0.05），表明饮食指导结合体育锻炼群体干预后，生活质量的干预效果具有良好的稳定性。

表 6-18　实验组 A 生活质量后测与追踪测差异分析

变量	后测（$M±SD$）	追踪测（$M±SD$）	t 值
生理功能	91.167±16.966	93.972±15.524	−2.080*
生理职能	90.444±33.980	89.750±32.268	0.777
躯体疼痛	71.139±20.777	70.417±21.582	0.487
整体健康	87.833±16.626	91.806±18.707	−1.632
活力状况	85.139±13.239	86.444±12.486	−0.956
社会功能	83.944±16.939	86.778±13.605	−1.361
情感职能	73.583±29.930	68.306±28.087	1.578
精神健康	88.528±17.792	93.278±17.824	−2.049*

6.6　分析与讨论

6.6.1　饮食指导结合体育锻炼群体干预对城镇、城乡结合区老年人的干预效应

本部分研究表明，饮食指导结合体育锻炼群体干预对城镇、城乡结合区老年人体重、腰围、臀围、体重指数（BMI）以及生活质量有显著的正向影响，且干预效果在追踪研究中具有良好的稳定性。这与相关的研究结果具有一致性，例如 Van den Helder 等（2020）探讨了家庭锻炼与饮食蛋白质结合干预对社区老年人身体绩效的影响，研究表明干预 6 个月后，与对照组相比，家庭锻炼与饮食蛋白质结合干预组的步速、体力活动水平、肌力、蛋白质摄入量和肌肉质量得到显著改善，12 个月后，蛋白质摄入量、肌肉质量和力量仍然得到持续改善。本研究

的第 4 章城乡老年人体质健康差异研究中，研究表明在城乡男性、女性 60～69 岁老年人身体形态指标中，城镇、城乡结合区、农村老年人在体重、腰围、臀围（城乡男性 65～69 岁老年人得分之间的差异不显著）和体重指数（BMI）得分之间的差异显著（$p < 0.01$，$p < 0.05$），这种差异主要体现在城镇和城乡结合区老年人体重、腰围、臀围和体重指数（BMI）的得分显著高于农村老年人，表明农村老年人的身体形态优于城镇、城乡结合区老年人。在此背景下，本部分研究首先针对城镇、城乡结合区老年人在饮食习惯、营养状况及其体重、腰围、臀围和体重指数（BMI）等身体形态指标上的差异特点，采取对城镇、城乡结合区老年人在饮食、体育锻炼方面进行"依需干预"，这种饮食指导结合体育锻炼面对面的干预运用多种呈现方式，包括文字描述、剪报、影片或图片展示以及画面与文字配合等方法，无论哪种方式都发挥着传递与表达饮食、体育锻炼的重要性，并在此基础上让被试总结、归纳饮食、体育锻炼知识，完成饮食、体育锻炼知识的迁移和内化，完全符合城镇、城乡结合区老年人的饮食、体育锻炼认知发展规律和生活经验，且具有面对面、沟通效果好的特点；第二，在研究开始之初，研究者以参与观察的方式，依据实境的观察与记录，发现城镇、城乡结合区老年人体育锻炼活动项目与种类的不足，并针对不足制定适合城镇、城乡结合区老年人的体育锻炼项目，使本部分研究方案设计符合老年人的心理特点与规律；第三，为提升干预的有效性，聘请专家教师与学者对所设计的干预方案进行审阅，根据专家的意见与反馈进行修订后实施，使得干预方案具有良好的构思效度；第四，依照渐进原则将课程分为三个阶段，由基础训练到进阶训练，动作由简单到困难，在不同阶段施以不同强度的训练课程，以循序渐进的方式强化老年人的多元性锻炼，且在体育锻炼的安排上重视安全、人性化及趣味性，以老年人可以自行掌控锻炼的强度为主轴，增进老年人体育锻炼活动的频率，干预除了可以改善老年人身体形态外，也可以有效地减缓身体健康衰退；最后，本部分研究设计的饮食指导结合体育锻炼群体干预方案，为城镇、城乡结合区老年人提供相互学习、交流的机会，让每一位老年人体验到干预带来的积极作用，提升了其生活质量水平。

6.6.2 饮食指导结合体育锻炼印刷品干预对城镇、城乡结合区老年人的干预效应

本部分研究表明，饮食指导结合体育锻炼印刷品干预对城镇、城乡结合区老年人体重、腰围、体重指数（BMI）以及生活质量有显著的正向影响。这与相关的研究结果具有一致性，例如 Harada（2022）探讨了采用印刷品方式的自我调节干预对老年人锻炼行为的有效性，研究表明自我调节干预可以显著地提升老年人的锻炼行为水平；Boekhout 等（2019）开展了基于网页递送和有针对性印刷品递送的老年人身体活动干预研究，研究表明有针对性印刷品递送干预的老年人身体活动参与率显著高于基于网页递送的印刷品干预。本研究第 5 章城乡老年人体质健康差异影响因素的研究中，研究表明不同体质健康状况的城镇、城乡结合区老年人在饮食习惯、营养状况上差异显著（$\chi^2 = 9.491$、6.092、6.946、8.158，$p<0.01$，$p<0.05$），饮食习惯、营养状况很好的老年人体质健康合格以上比例高于一般、较差的老年人。针对城镇、城乡结合区老年人饮食习惯、营养状况、身体形态的差异特点，本部分研究采用印刷品的方式开展饮食结合体育锻炼干预，所设计的有针对性印刷品干预材料更有效，更能提升城镇、城乡结合区老年人身体活动和健康饮食水平；而且，本部分研究设计的印刷品干预采用高效、低成本的微信方式为递送印刷品干预材料，使干预具有更广泛的使用范围，可获得性强，在干预过程中每周专门设立讨论时间为城镇、城乡结合区老年人答疑解惑，帮助老年人根据自身情况和需求选择适合自己的饮食与体育锻炼方式，从而有效地提高老年人对老年人饮食需求的了解，并增强其体育锻炼水平；最后，印刷品具有低成本，时间密集少的优点，有利于提高饮食与身体活动的水平（Batsis et al.，2021a；Wilczynska et al.，2020；张瑞琪，2019；Zlatar et al.，2019；Jang et al.，2018），而且与非针对性干预相比，印刷品材料的数量和递送方式是决定印刷品干预效能的决定性因素，有针对性的印刷品干预在帮助个体改变与健康相关的行为方面更有效，且印刷品材料需要连续多次递送，干预强度越强，干预效能也越好（郭文，2012）。因此，本部分研究基于 Harada（2022）、李宏洁（2020）、王韵璘等（2020）、中国老年人膳食指南（2016）、Jih 等

（2016）印刷品干预理论，结合郭文等（2012）印刷品干预方案，设计每周 3 次、共 16 周的干预方案，使得城镇、城乡结合区老年人建立合理的饮食期望，并配合体育锻炼行为的矫正与改变原理，使得干预能有效地抓住老年人的注意力，城镇、城乡结合区老年人通过阅读、听觉系统接触，获得足够、有效的饮食与锻炼信息，有效地激发了老年人的替代经验、言语劝说、生理状况和情绪唤起，从而有效地提升了老年人体重、腰围、体重指数以及生活质量水平。

6.6.3　两种饮食指导结合体育锻炼干预的比较

本部分研究表明，与饮食指导结合体育锻炼印刷品干预相比，饮食指导结合体育锻炼群体干预对城镇、城乡结合区老年人体重、腰围、体重指数（BMI）等身体形态指标，以及生理功能、生理职能、整体健康、社会功能、精神健康等生活质量指标的干预效果更好。这是由于虽然饮食指导结合体育锻炼印刷品干预模式可使城镇、城乡结合区老年人通过阅读、听觉系统接触，获得足够、有效的饮食信息，但这些信息都是替代经验或言语劝说，导致城镇、城乡结合区老年人的饮食与体育锻炼"知而不行"。而且，与面对面的饮食指导结合体育锻炼群体干预相比，由于饮食指导结合体育锻炼印刷品干预是非面对面干预，饮食与锻炼技能的获得是影响干预效果的关键因素，显然这种非面对面的干预方式不利于饮食与锻炼实践的坚持性。因此，饮食指导结合体育锻炼印刷品干预对提升城镇、城乡结合区老年人锻炼自我效能感水平有限，使老年人面对饮食与锻炼的困难和阻碍时，不利于形成有效的身体锻炼活动信念，以及健康饮食的长期坚持性；同时，身体形态指标的降低需要意志力，由于锻炼自我效能感和健康饮食的坚持性水平较低，为了寻求自我、表现自我，他们通过其他的方法，例如药物减肥，来达到降低身高体重指数的目的，也不利于城镇、城乡结合区老年人生活质量的提升。

除了遗传因素外，体质健康更多地依赖于社会经济、文化教育、健康意识、饮食营养、体育锻炼等。本部分研究表明，与饮食指导结合体育锻炼印刷品干预相比，饮食指导结合体育锻炼群体干预对城镇、城乡结合区老年人身体形态、生活质量指标的干预效果更好，而体医融合对饮食指导结合体育锻炼群体干预促进城镇、城乡结合区老年人身体形态与生活质量水平提供了促进策略。体医融合是将体育技术、医疗技术等多项健康促进手段综合运用于民众的科学健身、未病预防、疾病治疗与康复之中。体医融合背景下，首先，为了提升饮食指导结合体育锻炼群体干预水平，需要城镇、城乡结合区社区协同共治机制的创新，打破各部门条块分割的"行政壁垒"和"信息孤岛"，实现社区体育、健康服务资源融合共享，解决社区体育、健康指导的专业性不足、服务时间、地点限制问题；其次，在城镇、城乡结合区老年人身体形态、生活质量提升的基层上，需要营造"政府主导、部门协同、全社会共同参与"的社区群众体育工作新机制，并根据城镇、城乡结合区老年人的身心特点，构建便民利民的现代社区治理体系，提升社区健康服务水平；第三，强化社区运用现代信息化技术的能力，提升社区治理智能化水平，积极探索低成本、高效率的社区智慧体育服务发展模式，城镇、城乡结合区老年人可获得家庭医生在线签约、建立健康档案、查询诊疗记录等服务；最后，建设一支适应社区智慧体育服务发展需要、结构合理、综合素质较高的人才队伍，各社区的家庭医生、体育指导员等定期进驻，给城镇、城乡结合区老年人带来有针对性的饮食、锻炼与体质健康指导（陈亚东，2020）。

第7章　计划性锻炼课程干预对农村 老年人身体机能与素质、锻 炼热情与体育锻炼行为的影响

7.1　研究背景

体质健康是个体生命过程中所必须的特质，是工作、劳动与活动能力的重要前提，同时也是社会进步与经济发展的物质基础，是国家综合国力和生产力的重要组成部分。虽然我国于1999年步入了老龄化社会，是世界上老龄化开始较晚的国家（陈明华 等，2014），但是我国也是世界上拥有老龄人口最多、老龄化速度最快的国家之一。人口老龄化使得老年人群体的医疗服务需求增大，医疗支出占我国总医疗支出的比例也在不断地提升。其中，我国农村人口老龄化的形势更为严峻，有超过50%的老年人生活在经济社会发展相对落后的农村地区，受经济发展的不平衡、医疗服务水平的落后和社会保障的偏低等多种因素的影响，我国农村老年人面临的体质健康问题更为严重，它是乡村振兴战略亟待解决的问题。2022年6月，国家国民体质监测中心发布的《第五次国民体质监测公报》显示，城镇老年人身体机能与素质均优于农村老年人，其中男性城乡差异更为明显，农村老年人各项指标下降的速度均快于城镇老年人，城乡差异逐步增大。

在学术界，Seo 等（2020）探讨了韩国老年人饮食模式与肌力相关性的区域差异，研究表明握力差的人在农村占 25.8%，在城市占 20.6%，在大城市占 17.9%，且农村大多数老年人（50.4%）有第三类饮食模式（以白米和泡菜为主），而城市大多数老年人（43.8%）和大城市大多数老年人（53.2%）有第一类饮食模式（以水果和鱼为主）；陈力（2019）探讨了山西省老年人体质健康状况及影响因素，研究表明 60～69 岁城镇老年人肺活量平均值显著高于农村老年人，且除了 60～64 岁农村男性老年人平均舒张压稍微低于城镇男性老年人外，城镇老年人收缩压、舒张压平均值显著低于农村老年人，而城镇女性老年人则收缩压、舒张压平均值均低于农村老年人；Lunar 等（2019）探讨了菲律宾城乡社区老年人的运动表现，研究表明城市老年人在舒适步态速、快速步态速、五次坐立测试和六分钟步行测试上的得分显著优于农村老年人；周晓娜（2017）探讨了昆明市老年人的健康状况，研究表明老年人的健康状况随着年龄的增长而变得越来越差，高龄老年人显示出比低龄老年人较大的健康劣势，而农村老人的体质健康状况更堪忧；Arjuna 等（2017）探讨了印度尼西亚老年人营养摄入和健康状况，研究表明与城市老年人相比，农村老年人的教育水平和收入较低，住院人数较多，饮食蛋白质摄入较少，认知功能较低，营养状况和握力较差；李莎（2016）探讨了四川省 60～69 岁老年人体质的现状，研究表明身体机能上，城镇老年人心肺功能指标总体优于农村老年人，且身体素质上城乡差异显著，除农村男性老年人柔韧性好于城镇外，其他各项指标均是城镇优于农村。本研究的第 4 章研究表明，在城乡男性、女性 60～69 岁老年人身体机能指标中，城镇、城乡结合区、农村老年人在安静脉搏、收缩压（城乡男性 60～69 岁老年人，以及城乡女性 65～69 岁老年人得分之间的差异不显著）和肺活量得分之间的差异显著（$p < 0.01$，$p < 0.05$），这种差异主要体现在城镇和城乡结合区老年人肺活量的得分显著高于农村老年人，而安静脉搏、收缩压的得分显著低于农村老年人，表明城镇、城乡结合区老年人的身体机能优于农村老年人；在城乡男性、女性 60～69 岁老年人身体机能指标中，城镇、城乡结合区、农村老年人在握力、30 秒坐站、闭眼单脚站立（城乡男性 65～69 岁老年人，以及城乡女性 60～69 岁老年人

得分之间的差异不显著）和选择反应时（城乡女性 65～69 岁老年人得分之间的差异不显著）得分之间的差异显著（$p<0.01$，$p<0.05$），这种差异主要体现在城镇和城乡结合区老年人握力、30 秒坐站和闭眼单脚站立的得分显著高于农村老年人，而选择反应时的得分显著低于农村老年人，表明城镇、城乡结合区老年人的身体素质优于农村老年人。老年人的体质健康水平随着年龄的增大而下降是衰老的自然规律，但与城镇、城乡结合区老年人相比，农村老年人的身体机能与素质相对较差，因此在乡村振兴战略下，深入探讨有效促进农村老年人身体机能与素质提高的干预策略是一个亟待解决的课题，具有重要的理论和实践意义。

农村老年人的体质健康状况关系到农村社会的和谐稳定，2020 年发布的《全民健身条例》（国务院令〔第 560 号〕）指出："制定全民健身计划和全民健身实施计划，应当充分考虑学生、老年人、残疾人和农村居民的特殊需求"。因此，体医融合背景下，关注农村老年人群体的体质健康，寻找农村老年人体质健康的"体医融合"促进策略，正确指导农村老年人科学地参加体育锻炼，提高老年人的体质健康水平，既可以为国家制定农村老年人健康事业发展的政策法规提供思路与借鉴，又有利于改善农村老年人的体质健康状况与生命质量，然而相关的探索没有受到重视。研究表明，体育锻炼对个体脉搏、血压、肺活量等身体机能，前臂及手部屈肌群的静力力量，人体腰腹部、下肢关节韧带肌肉的弹性和伸展性、下肢力量素质等身体素质有显著的影响（e.g.，Atar et al.，2021；马思远，2021；谢云，2020）。因此，体医融合背景下，通过体育锻炼干预来提升农村老年人的身体机能与身体素质，使老年人在体育锻炼中获取积极锻炼体验的同时，使自己身体机能得到改善，身体素质得到显著提高，反过来又会促进农村老年人积极主动地参与到体育锻炼中去，甚至在体育锻炼中制定更高的目标，不断锻炼自己，提高自己的体质健康水平。在此背景下，本部分研究以农村老年人为研究对象，探讨计划性锻炼课程干预对老年人身体机能与素质、锻炼热情与体育锻炼行为的影响，以期从锻炼干预的角度，为我国政府体育、卫生等部门有效地提升农村老年人体质健康水平的政策法规提供理论与实践指导。

7.2 干预的相关理论基础与研究假设

7.2.1 计划性锻炼课程干预

目前，在运动心理学领域，体育锻炼已形成行为改变、认知行为改变、健康风险评价、健康教育、组合型干预和学校体育教育等干预类型，并且得到了许多体育学研究、社会学研究、心理学研究及心理治疗者的关注，同时也证实了体育锻炼干预对于个体情绪调节、应对方式、心理障碍等心理问题的治疗效果。计划性锻炼课程干预（planned exercise training）是体育锻炼课程干预的一种类型，它是在体质健康的干预促进中，干预实施者处于支配地位，依据被试特点制定专项体能训练，干预实施者通过以课程指导的方式，主导体育锻炼干预的全过程，被试每次只需参加提高体质健康的锻炼计划（鲍泓宇，2022；夏小慧 等，2021；吴信坪，2021；林俊达，2019）。目前，计划性锻炼课程干预受到了学者和实践者的广泛重视，同时在老年群体体质健康促进中也开始得到运用（Andrews et al.，2021；Barutcu et al.，2021；Vanderwerker et al.，2020）。

体育锻炼课程干预具有科学性、系统性、时效性和先进性的特点，它关注健身知识的掌握、技能的传授，对老年人体质健康和体育锻炼均有积极的促进作用。基于此，国外学者对体育锻炼课程干预进行了积极探讨。例如，Hewston 等（2022）探讨了舞蹈课程对老年人认知与身体活动能力的影响，研究表明干预显著地提升了老年人认知与身体活动能力；Heleno 等（2021）探讨了疼痛神经科学教育课程与体育锻炼相结合的干预对慢性疼痛老年人认知与身体活动能力的影响，研究表明干预对睡眠、幸福感和身体活动能力具有显著的正向影响；Blocker 等（2020）探讨了社区生活方式教育和锻炼促进对 50 岁及以上农村老年痴呆的干预效果，研究表明干预后，实验组痴呆知识、参与体育活动的人数显著优于对照组；DeLuca 等（2020）探讨了基于移动装置的健康行为改变生活方式课程干预对体重的影响，研究表明干预后，与成年人相比，老年人的体重减轻更显著；Yamamoto 等

（2020）探讨了短期运动和教育相结合干预对老年人身体功能和社会参与的影响，研究表明干预后，老年人 30 秒坐站、起立步行测试得到显著的改善，社会参与度显著提高。然而，上述研究主要针对老年人认知与身体活动、痴呆症、体重、身体功能和社会参与等方面，且针对农村老年人的探讨少见。

老年人进行适宜的体育锻炼能够有效地改善血液循环，防治肥胖和各类慢性疾病，增强各器官的功能，防治骨骼发育不良等，在一定程度上可以起到无病者防病的效果（吴凡凡，2020）。目前，体育锻炼课程干预受到了国内学者和实践者的重视，学者们对体育锻炼课程干预进行了一些富有成效的探讨。例如，高晓蓉（2021）探讨了拉丁舞训练对老年人认知功能的影响，研究表明实验组老年人的腰围、臀围、体重与训练前相比均差异显著，且均优于对照组；曹忠格（2020）探讨了体育舞蹈锻炼对老年人主观幸福感、心理健康的影响，研究表明体育舞蹈班学员比社区普通老年人的主观幸福感水平更高；Lee 等（2019）采用有规律步行运动组、积极教育组和计步器步行锻炼训练组三组实验设计，探讨了有规律步行锻炼对老年人心血管与主观心理健康水平的影响，研究表明积极教育加计步器步行运动训练组的心血管健康状况、幸福感的干预效果最好，明显优于计步器步行运动训练组、有规律步行运动组；吴斯娴（2018）探讨了阴瑜伽运动对 60～65 岁老年女性体质、心率变异性的影响，研究表明实验干预后，实验组收缩压与对照组差异显著，且实验组坐位体前屈和闭眼单脚站立的得分显著大于对照组。然而，国内外研究针对农村老年人身体机能、身体素质以及锻炼心理的探讨少见。值得注意的是，Andrews 等（2021）采用横断面研究，探讨了计划性锻炼、散步、偶然性身体活动与老年人锻炼习惯强度（habit strength）之间的关系，研究建议应加大对老年人计划性体育锻炼干预，以提升体质健康水平；吴信坪（2021）探讨了计划性运动课程对老年人活动能力与心情的影响，研究表明计划性运动训练课程显著地提升了老年人坐姿起立、3 米折返快走与 6 米直线快走能力，认为计划性运动训练可有效地改善老年人身体活动能力与心情状态。

我国是一个典型的城乡二元结构国家，城乡问题较为突出，农村的发展水平显著低于城镇。改革开放以来，虽然农村发展迅速，但城乡差距仍然很大。农村体育是群众体育的薄弱环节，农村老年人群体在经济条件、文化素质、价值观念、行为取向、生活方式以及体育设施条件等方面与城镇、城乡结合区老年人群体之间存在较大的差异，使得我国农村老年人的身体机能、身体素质等方面的体质健康问题十分突出。通过计划性体育锻炼的课程教育活动，不仅可以提高农村老年人对体育锻炼的认可，而且通过学习，教给老年人更多、更好的体育锻炼方法，使老年人能更科学地进行体育锻炼，提高锻炼的安全系数和锻炼成效。同时，也可以让农村老年人意识到体育锻炼还有促进社会交往、振奋精神、健美塑体等更高层次的功能，使农村老年人体验到体育锻炼的乐趣，从而促进农村老年人锻炼热情与体育锻炼行为水平的提升。基于上述分析，提出如下假设：

假设 10：计划性体育锻炼课程干预能提升农村老年人身体机能与素质、锻炼热情与体育锻炼行为水平。

7.2.2　自主性锻炼干预

体育锻炼是大众体育的重要组成部分，体育锻炼干预历来受到学术界的重视。老年体育锻炼是以老年人口为对象，以增进健康、提高身体素质、延缓衰老、提高抗疾病能力为目的，以形式丰富、内容有趣、轻松放松、适合老年身体锻炼为基本手段的一种锻炼方式（冷建全，2020）。目前，老年人体育锻炼干预研究受到学者关注。例如，Jansons 等（2022）探讨了使用语音控制智能个人助理（Voice-controlled intelligent personal assistants）远程为老年人提供个性化的、基于家庭的体育锻炼计划的可行性，研究表明老年人锻炼计划的平均坚持率为 115％，表明语音控制智能个人助理适合于提升老年人的锻炼坚持性；张海娇（2021）探讨了八段锦联合抗阻训练对农村老年女性下肢肌力的影响，研究表明干预组 Fried 衰弱评估量表、起立行走试验、5 次坐立试验、匹兹堡睡眠质量指数等的干预前后得分差异显著，而对照组得分差异不显著；Savikangas 等（2021）探讨了身体和认知训练结合干预与单纯体育锻炼干预对老年人身体活动的影响，研究表明与单纯体育锻炼干预相比，身体和认知训练结合干预对老年人身体活动的影响更显著；刘敏等（2021）探讨了运动干预对超重肥胖老年女性下肢肌力与平衡能力的影响，研究表明超重组和对照组下肢膝踝屈伸肌标准化峰值力矩、屈伸肌肌力比值、双侧肌力比值、静态与动态平衡能力等得到显著的提高。然而，上述研究主要是被动式体育锻炼干预，老年人缺乏锻炼的自主性。

自主（autonomy）即自我决定，它是个体自己能有效地完成活动的能力，代表个体企图控制某些层面的决策制定与行为（Dickey et al.，2000）。在体质健康促进领域，自主为公共卫生需求要素中一项重要的核心内容，它让人变得独立、并能提升自我责任感及自信（Seger，1999）。目前，在体质健康促进领域，自主性锻炼干预的模式开始受到关注（Veldhuijzen van Zanten et al.，2021；吴信坪，2021）。老年人参加体育锻炼可以促进神经细胞的新陈代谢，使得老年人神经细胞处于活跃状态，神经系统功能得到良好的运转，同时也能增加肌肉弹性、保持肌肉力量、维持身体平衡、减少运动损伤的发生，而且老年人参加体育锻炼可以提高老年人抵抗疾病的能力，使老年人的细胞、肌肉、骨骼保持活力，防止过早的衰老。因此，一些学者在老年人自主性锻炼干预方面进行了探讨。例如，Steegmann 等（2020）探讨了头颈癌患者适应性自主运动方案的疗效，研究表明干预后，与对照组患者相比，随机分入干预组的患者疲劳症状、消化问题显著减少，住院时间显著缩短；Behzadnia 等（2020）探讨了自主支持性锻炼行为对乳腺癌幸存者幸福感的影响，研究表明干预后，与对照组相比，自主支持性锻炼行为组的老年人幸福感、享乐取向以及主观活力得到显著的提升；Westphal等（2018）探讨了乳腺癌患者的监督与自主性锻炼训练的干预效果，研究表明干预后，与无监督训练组相比，在有监督训练中参加自主性锻炼训练患者体能水平更好；郭文等（2012）探讨了印刷品模式、自主管理模式、完全运动干预等三种干预对体质健康突出问题大学生体质健康、运动愉悦感与规律运动的影响，研究表明以印刷品模式开展的运动干预对体质健康突出问题大学生体质健康水平的提高、运动愉悦感与规律运动行为的培养效果更好；吴本连等（2012）探讨了体育自主学习对学习不同项群大学生体质健康的影响，研究表明自主学习方式比传统学习方式的学习效果好，能有效提高大学生的体质健康水平。值得注意的是，Snijders 等（2019）探讨了阻力型运动训练对老年人肌肉质量、力量的影响，研究表明与实验组相比，对照组的股四头肌横截面积下降幅度更大、肌力显著降低。然而，类似针对老年人自主性锻炼干预的研究少见。

与城镇、城乡结合区老年人相比，我国农村地区老年人的体育锻炼意识还比较低。尤其是城镇老年人群体中，每天有规律的体育锻炼已经成为他们生活的一部分，他们懂得体育锻炼对自己的好处，坚持体育锻炼的意识强，但是很多农村老年人在年轻时辛苦地劳动，用身体透支来寻求生活水平的提高，然而老了之后依然没有重视体育锻炼，无聊时只是打打麻将、玩玩扑克，完全没把体育锻炼当作自己生活的一部分，甚至根本不知道有体育锻炼这回事。但是，将农村老年人集合在一起，让他们进行自主锻炼，农村老年人在体育锻炼过程中，为了追求自身的身体健康，也会积极加强体育锻炼，不仅能够提升农村老年人的身体机能、身体素质，而且还容易被老年人接受，锻炼热情也随之提升。基于上述分析，提出如下假设：

假设 11： 自主性锻炼干预能提升农村老年人身体机能与素质、锻炼热情与体育锻炼行为水平。

体育锻炼干预是以科学锻炼知识为指导，以有效锻炼方法为手段，以增强体质、增进健康、全面身心发展、增强社会能力为目的而实施的健全个体体质健康的教育。与自主性锻炼干预相比，计划性锻炼指导课程干预在充分了解农村老年人锻炼特点的基础上，结合教学主题，设计好教学场景，引入问题情境来学习动作的重难点，在教学过程中可通过情景模拟、分组竞争、角色模拟、锻炼游戏、教师示范、多媒体演示等多种教学方法，充分调动农村老年人体育锻炼的积极主动性，使老年人有更多时间练习体能，提升其投入体育锻炼的专注、努力与坚持程度，学习效率更高，便于加深老年人体育锻炼乐趣感的记忆，并在活动结束后，通过小组交流的形式对体育锻炼知识和技能进行交流反思和总结，提高农村老年人对体育锻炼动作的掌握程度，同时将锻炼知识技能目标提升至情感体验目标上，培养老年人的科学思维方式和群体锻炼协作能力，从而提升农村老年人的锻炼热情与体育锻炼行为水平。基于上述分析，提出如下假设：

假设 12： 与自主性锻炼干预相比，计划性锻炼课程干预能更好地提升农村老年人身体机能与素质、锻炼热情与体育锻炼行为水平。

7.3 研究目的

本部分研究采用描述性统计、方差分析、配对样本 t 检验与多重比较等统计方法，探讨计划性锻炼课程干预对农村老年人身体机能与素质、锻炼热情与体育锻炼行为的影响，从而探索提升农村老年人身体机能与素质、锻炼热情与体育锻炼行为水平的最佳途径，为体医融合背景下农村老年人体质健康促进提供新的思路和方法。

7.4 实验方法

7.4.1 实验对象

根据《国民体质测定标准手册（老年人部分）》，按照安静脉搏、血压、肺活量等身体机能指标，以及握力、坐位体前屈、30 秒坐站等身体素质指标，从长沙、益阳两地各选取 60 名存在身体机能、身体素质指标问题的农村老年人，由于中途退出、跌倒造成的身体限制、测试数据不全等原因，最终纳入实验数据统计者共 102 人，随机分配到 1 个实验组（36 人）和 2 个控制组（分别为 34 人、32 人）中，组间同质，组内异质。其中，男性 53 人，女性 59 人。

7.4.2 实验设计

采用实验组—对照组前后测准实验设计，共 12 周。为了排除群体因素的影响而充分验证计划性锻炼课程干预的有效性，本部分研究额外增加一个控制组 A，控制组 A 实施自主性锻炼干预，以排除群体这种安慰剂效应的影响。具体实验设计见表 7-1。

表 7-1　本部分研究的实验设计

组别	前测	实验处理	后测	追踪测
实验组	√	计划性锻炼课程干预	√	两个月后
控制组 A	√	自主性锻炼干预	√	两个月后
控制组 B	√	维持目前生活形态不做任何干预	√	两个月后

7.4.3　实验变量

1. 自变量

自变量为计划性锻炼课程干预，控制组有两种水平：控制组 A 接受自主性锻炼干预，以排除群体的安慰剂影响；控制组 B 维持目前生活形态不做任何干预。

2. 因变量

根据结合《国民体质测定标准手册（老年人部分）》，选择安静脉搏、收缩压、舒张压、肺活量作为身体机能指标，选择握力、坐位体前屈、30 秒坐站、闭眼单脚站立、选择反应时作为身体素质指标。

锻炼热情。采用 Vallerand 等（2003）问卷，用于评价个体对所参与锻炼的意义感、乐趣感和持续投入的程度，包括调和式热情（7 项目）、强迫式热情（7 项目）两个分问卷，共 14 项目。采用 Likert 7 点评分，从"1＝完全不符合"到"7＝完全符合"。研究表明，该问卷在我国中老年群体中具有适用性（汪涯海，2021）。

体育锻炼行为。现有研究一般将一星期不少于 3 次锻炼，且每次锻炼的时间不少于 30 分钟来界定"经常参加体育锻炼"（王富百慧 等，2015）。本部分研究运用梁德清（1994）引进的体育活动等级量表（physical activity rating scale，PARS-3），从强度、时间、频率 3 方面来评估老年人体育锻炼行为，该问卷适合于农村老年人群体体育锻炼行为的评价（胡芳芳 等，2021）。根据胡芳芳等（2021）研究，在本部分研究中采用 Likert 5 点评分，从轻度运动、小强度运动、中等强度运动、大强度运动、超强度运动来评价体育锻炼强度；从每月 1 次以下、每月 2～3 次、每周 1～2 次、每周 3～5 次、约每天 1 次来评价锻炼频率；从每周锻炼时间 ≤10 分钟、11～20 分钟、21～30 分钟、31～59 分钟、≥60 分钟来评价体育锻炼时间。本次测得问卷的 α 系数为 0.798。

3. 无关变量的控制

（1）为避免主试和环境因素给实验带来的误差，采用研究者自己做主试，并选择长沙、益阳某城镇、城乡结合区社区环境适中的干预场所。

（2）为避免由实验处理本身，尤其是实验过程中测试所引起的被试效应，采用主试知道实验组、控制组处理，而被试不知在进行实验，即采用单盲实验设计。

（3）为避免被试自身因素对实验结果造成的影响，采用平衡法，实验前进行前测，选取实验组、控制组被试人数、性别、身体机能、身体素质、锻炼热情与体育锻炼行为水平相近群体参与实验。

7.4.4 实验组、控制组 A 干预方案

1. 实验组干预方案设计

干预方案的设计是本部分研究的核心，依据 American College of Sports Medicine（2015）提出的 *Exercise and Physical Activity for Older Adults* 建议原则来设计运动促进健康课程，内容包含有氧运动训练、阻力运动训练、柔韧性训练、平衡训练。本部分研究实施的计划性锻炼课程干预参考鲍泓宇（2022）、吴信坪（2021）、张弘（2018）干预方案而设计，计划性锻炼课程包含有氧运动、肌力训练、肌耐力、爆发力、平衡训练、柔韧性等项目，用于增进老年人的心肺耐力、肌力、柔韧性、平衡感与敏捷性，同时也强调干预实施者应具备锻炼的认知行为策略能力，包括目标设定、行为改变技术以及行为管理等知识。计划性锻炼课程干预实施的具体目标与具体步骤见表 7-2。

表 7-2 计划性锻炼课程实施的具体目标与具体步骤

单元	单元名称	单元目标	具体步骤
1	肌力训练	1. 培养老年人肌肉力量能力，训练老年人身体活动能力； 2. 促进全身各部位重要肌肉力量的能力，预防跌倒； 3. 培养老年人群体间积极活动，改善肌肉力量。	1. 热身活动：抬膝走路、侧弯抬膝；前勾/后勾等。 2. 主要活动：弹力带（上半部肌群）：飞鸟、双人直立划船等；徒手下肢肌力：天鹅翘臀、螃蟹走。 3. 整理放松：颈部上下左右伸展、手臂伸展、双人搭背拱桥、转体传球伸展、双人大腿伸展（高弓箭步、高压腿）。 4. 心得分享，交代课后练习，养成在家规律运动习惯。
2	防跌平衡训练	1. 培养老人防跌平衡能力，训练老年人身体活动能力； 2. 促进有氧、肌力、敏捷性及动态平衡的能力； 3. 培养老年人群体间积极活动，改善动作技能。	1. 热身活动：融入音乐，根据老师自编的有氧动作做有氧运动，以及各种关节肌肉的伸展活动。 2. 主要活动：双白线抬膝走路、袋鼠运动等有氧训练；双白线跨蹲、爬行训练（＋弹力带）等肌力训练；双白线双人弹力绳侧拉伸、双人搭肩等伸展训练；双白线直线走路等平衡＋敏捷训练。 3. 心得分享，交代课后练习，养成在家规律运动习惯
3	多元感觉统合训练	1. 提升老年人身体活动能力； 2. 促进前庭平衡、本体感、两侧协调、手眼协调的能力； 3. 培养老年人群体间积极活动，改善动作技能。	1. 热身活动：融入音乐，根据老师自编的有氧动作做有氧运动，以及各种关节肌肉的伸展活动。 2. 从事单直线慢速、幅度小、持续性的走路动作等促进前庭平衡、本体感、两侧协调等多功能锻炼； 3. 心得分享，交代课后练习，养成在家规律运动习惯。
4	社会互动训练	1. 培养老人社会学习能力，提升老年人身体活动能力； 2. 能促进群体认同感，建立凝聚力、情感联结的能力； 3. 培养老年人群体间积极合作互动，改善日常生活，积极老化。	1. 热身活动：融入音乐，根据老师自编的有氧动作做有氧运动，以及各种关节肌肉的伸展活动。 2. 合作学习：同伴互动指导策略游戏、游戏比赛（准确度比赛）、互动木球比赛（二人一球）。 3. 整理放松：颈部上下左右伸展、手臂伸展、双人搭背拱桥、转体传球伸展、双人大腿伸展（高弓箭步、高压腿）。

基于体育锻炼干预的相关文献，以及农村老年人体育锻炼的发展特点，本部分研究的锻炼课程设计，在频率上每周实施 2 次，每次 90 分钟；在强度方面，要求参与者至少达到 Borg（1982）10 等级运动自觉强度量表（RPE）5 级以上，即至少达到"有点吃力"的中等运动强度。在参与课程时，每堂课各项活动程序及分配时间为，热身活动，伸展运动（10 分钟）；主要活动：阻力运动（20 分钟）、有氧运动（20 分钟）、平衡运动（20 分钟），以及放松活动，伸展运动（10 分钟），课间休息 2 次（每次 5 分钟）。依照渐进原则将课程分为三个阶段，由基础训练到进阶训练，动作由简单到困难，在不同阶段施以不同强度的训练课程，以循序渐进的方式强化农村老年人的多元性体育锻炼，达到提升其身体机能、身体素质、锻炼热情与体育锻炼行为水平的目的。具体课程实施流程见表 7-3。

表 7-3　计划性锻炼课程的实施流程

教学流程	热身活动	多元性锻炼训练	放松活动
时间	20 分钟	60 分钟	10 分钟
		多元性锻炼训练内容之间各休息 5 分钟	
目的	促进血液循环，提高身体温度，暖和全身关节、肌肉，避免锻炼伤害	强化心肺耐力、肌力、柔韧性、平衡感与敏捷性	加速排出运动后体内代谢废物，减少乳酸堆积，降低肌肉酸痛感、消除疲劳，全身放松
注意事项	避免困难度高或过度伸展的关节动作	保持身体中心线、安定骨盆与肩带	避免增加身体热度或过度激烈的动作

2. 控制组 A 干预方案设计

为了排除群体因素的影响而充分验证计划性锻炼课程干预的有效性，本部分研究额外增加一个控制组 A。控制组 A 实施自主性锻炼干预，干预方案是控制组成员必须集中在一起，但可以自由参加锻炼活动，并且维持平常生活作息不变，其中无强迫性任何训练。这些自由参加活动采取随机式锻炼的方式，无任何锻炼规范约束，群体成员之间不进行专门的分享交流，只是简单的交友、活跃团体气氛，培养群体合作与良好心态，以排除群体这种安慰剂效应的影响。

7.4.5 统计方法

采用 SPSS22.0 统计分析软件进行数据录入，统计方法包括描述性统计、方差分析、配对样本 t 检验与多重比较。

7.4.6 专家效度检验

在方案设计中，请 3 名高校运动人体科学教授和 3 名运动训练学教授多次评价，根据其意见修改形成正式方案。然后，请专家进行打分，结果见表 7-4、7-5。计算出计划性锻炼课程干预方案的 S-CVI＝1＋0.83＋1＋0.83＋0.83＋1＋0.83＋1＋0.83＋1＋1＋0.83）/16＝0.915＞0.80，自主性锻炼干预方案的 S-CVI＝（1＋0.83＋1＋0.83＋1＋0.83＋1＋1＋0.83＋1＋0.83＋1）/16＝0.929＞0.80，表明本部分研究设计的两个方案是达标的。

表 7-4　计划性锻炼课程干预方案专家评分情况、CVI 计算方法

阶段	专家 1	专家 2	专家 3	专家 4	专家 5	专家 6	一致同意人数	I—CVI
第 1 阶段	3	3	4	3	4	4	6	1
第 2 阶段	4	2	4	4	3	4	5	0.83
第 3 阶段	4	4	4	3	4	3	6	1
第 4 阶段	4	2	4	4	3	4	5	0.83
第 5 阶段	4	2	4	4	3	4	5	0.83
第 6 阶段	3	4	4	4	4	4	6	1
第 7 阶段	4	4	3	2	4	4	5	0.83
第 8 阶段	4	4	4	4	4	4	6	1
第 9 阶段	4	4	4	4	2	4	5	0.83
第 10 阶段	3	4	4	4	4	3	6	1
第 11 阶段	3	3	4	3	4	4	6	1
第 12 阶段	4	2	4	4	3	4	5	0.83

表 7-5 自主性锻炼干预方案专家评分情况、CVI 计算方法

阶段	专家 1	专家 2	专家 3	专家 4	专家 5	专家 6	一致同意人数	I-CVI
第 1 阶段	4	4	3	4	4	3	6	1
第 2 阶段	4	3	4	4	2	4	5	0.83
第 3 阶段	3	4	4	4	4	4	6	1
第 4 阶段	4	2	4	3	4	4	5	0.83
第 5 阶段	4	4	4	4	3	3	6	1
第 6 阶段	4	4	3	2	4	4	6	0.83
第 7 阶段	3	4	3	4	4	3	6	1
第 8 阶段	4	4	4	4	4	3	6	1
第 9 阶段	4	3	4	4	2	4	5	0.83
第 10 阶段	3	4	4	4	4	4	6	1
第 11 阶段	4	2	4	3	4	4	5	0.83
第 12 阶段	4	4	4	4	3	3	6	1

7.5 研究结果

7.5.1 实验组、控制组 A 和控制组 B 前测同质性分析

1. 身体机能、身体素质前测同质性分析

运用方差分析，对实验组、控制组 A 和控制组 B 前测数据进行同质性分析。表 7-6 表明，三组被试安静脉搏、收缩压、舒张压、肺活量（$F=0.536$、0.338、0.692、0.038，$p>0.05$）得分之间的差异不显著；握力、坐位体前屈、30 秒坐站、闭眼单脚站立、选择反应时（$F=0.176$、0.146、0.102、0.017、0.322，$p>0.05$）得分之间的差异不显著，表明三个组被试同质。因此，随机安排三组被试不会对身体机能、素质实验结果带来显著影响。

表 7-6　实验组、控制组 A 和控制组 B 身体机能、身体素质前测差异分析

	变量	实验组 A (M±SD)	实验组 B (M±SD)	控制组 (M±SD)	F 值
身体机能	安静脉搏（次/min）	73.667±6.998	71.971±7.566	72.500±6.426	0.536
	收缩压（mmHg）	133.611±9.234	134.324±8.260	132.594±8.108	0.338
	舒张压（mmHg）	84.167±6.772	83.618±6.243	82.344±6.459	0.692
	肺活量（mL）	1 926.639±475.128	1 928.177±482.756	1 898.750±506.201	0.038
	握力（kg）	27.722±7.174	28.147±7.353	28.750±6.872	0.176
身体素质	坐位体前屈（cm）	4.361±6.147	4.206±6.029	4.969±5.965	0.146
	30秒坐站（次）	8.306±4.420	8.029±3.935	7.844±4.363	0.102
	闭眼单脚站立（s）	6.222±8.596	6.500±7.852	6.563±8.096	0.017
	选择反应时（s）	0.903±0.246	0.879±0.224	0.859±0.195	0.322

2. 锻炼热情、体育锻炼行为前测同质性分析

表 7-7 表明，实验组、控制组 A 和控制组 B 调和式热情、强迫式热情、体育锻炼行为（$F=1.193$、0.222、0.315，$p>0.05$）得分之间的差异不显著，表明三个组被试同质。因此，实验后实验组、控制组 A 和控制组 B 结果的变化可看成是由实验处理带来的。

表 7-7　实验组、控制组 A 和控制组 B 锻炼热情、体育锻炼行为前测差异分析

变量	实验组（M±SD）	控制组 A（M±SD）	控制组 B（M±SD）	F 值
调和式热情	32.833±7.033	33.324±5.922	35.156±6.340	1.193
强迫式热情	25.861±8.278	27.177±9.180	26.906±8.723	0.222
体育锻炼行为	6.250±4.638	5.735±5.083	5.313±4.941	0.315

7.5.2　实验组前后测差异分析

1. 身体机能、身体素质前后测差异分析

采用配对样本 t 检验，对实验组前后测数据的差异进行分析。表 7-8 表明，在身体机能指标中，实验组收缩压、肺活量（$t=3.553$、-3.768，$p<0.01$）前后测得分之间的差异显著，收缩压的得分显著降低，肺活量的得分显著提高，然

而安静脉搏、舒张压（$t=-0.341$、1.664，$p>0.05$）前后测得分之间的差异不显著；在身体素质指标中，坐位体前屈、30 秒坐站、闭眼单脚站立、选择反应时（$t=-4.880$、-5.040、-3.663、3.762，$p<0.01$）前后测得分之间的差异显著，坐位体前屈、30 秒坐站、闭眼单脚站立的得分显著提高，选择反应时的得分显著降低，然而握力（$t=-0.891$，$p>0.05$）前后测得分之间的差异不显著，表明计划性锻炼课程干预对实验组身体机能与素质产生了显著的影响。

表 7-8　实验组身体机能、身体素质前后测差异分析

	变量	前测（$M\pm SD$）	后测（$M\pm SD$）	t 值
身体机能	安静脉搏（次/min）	73.667 ± 6.998	74.250 ± 6.456	0.341
	收缩压（mmHg）	133.611 ± 9.234	125.750 ± 8.567	3.553^{**}
	舒张压（mmHg）	84.167 ± 6.772	82.611 ± 5.140	1.664
	肺活量（mL）	$1\,926.639\pm475.128$	$2\,326.556\pm429.622$	-3.768^{**}
	握力（kg）	27.722 ± 7.174	28.389 ± 5.704	-0.891
身体素质	坐位体前屈（cm）	4.361 ± 6.147	7.417 ± 5.469	-4.880^{**}
	30 秒坐站（次）	8.306 ± 4.420	12.611 ± 3.908	-5.040^{**}
	闭眼单脚站立（s）	6.222 ± 8.596	11.917 ± 7.677	-3.663^{**}
	选择反应时（s）	0.903 ± 0.246	0.608 ± 0.318	3.762^{**}

2. 实验组锻炼热情、体育锻炼行为前后测差异分析

表 7-9 表明，实验组调和式热情、强迫式热情、体育锻炼行为（$t=5.243$、2.056、5.806，$p<0.01$，$p<0.05$）前后测得分之间的差异显著，调和式热情、强迫式热情、体育锻炼行为的得分显著提高，表明计划性锻炼课程干预对实验组锻炼热情、体育锻炼行为的影响显著。

表 7-9　实验组锻炼热情、体育锻炼行为前后测差异分析

变量	前测（$M\pm SD$）	后测（$M\pm SD$）	t 值
调和式热情	32.833 ± 7.033	39.944 ± 5.110	5.243^{**}
强迫式热情	25.861 ± 8.278	28.472 ± 7.618	2.056^{*}
体育锻炼行为	6.250 ± 4.638	11.278 ± 4.489	5.806^{**}

7.5.3 控制组 A 前后测差异分析

1. 控制组 A 身体机能、身体素质前后测差异分析

表 7-10 表明，在身体机能指标中，控制组 A 收缩压、肺活量（$t=2.382$、-2.718，$p<0.01$，$p<0.05$）前后测得分之间的差异显著，收缩压的得分显著降低，肺活量的得分显著提高，然而安静脉搏、舒张压（$t=-0.195$、-0.445，$p>0.05$）前后测得分之间的差异不显著；在身体机能指标中，30 秒坐站、闭眼单脚站立、选择反应时（$t=-2.098$、-4.294、3.728，$p<0.01$，$p<0.05$）前后测得分之间的差异显著，30 秒坐站、闭眼单脚站立的得分显著提高，选择反应时的得分显著降低，然而握力（$t=0.619$，$p>0.05$）、坐位体前屈（$t=-1.144$，$p>0.05$）前后测得分之间的差异不显著，表明自主性锻炼干预对实验组 A 身体机能与素质产生了显著的影响。

表 7-10　实验组 B 身体机能、身体素质前后测差异分析

	变量	前测（$M\pm SD$）	后测（$M\pm SD$）	t 值
身体机能	安静脉搏（次/min）	71.971 ± 7.566	72.324 ± 7.494	-0.195
	收缩压（mmHg）	134.324 ± 8.260	130.912 ± 4.680	2.382^*
	舒张压（mmHg）	83.618 ± 6.243	83.912 ± 5.379	-0.445
	肺活量（mL）	$1\,928.177\pm482.756$	$2\,170.647\pm468.580$	-2.718^{**}
	握力（kg）	28.147 ± 7.353	27.765 ± 7.093	0.619
身体素质	坐位体前屈（cm）	4.206 ± 6.029	5.029 ± 5.225	-1.144
	30 秒坐站（次）	8.029 ± 3.935	9.912 ± 3.696	-2.098^*
	闭眼单脚站立（s）	6.500 ± 7.852	11.441 ± 7.341	-4.294^{**}
	选择反应时（s）	0.879 ± 0.224	0.747 ± 0.255	3.728^{**}

2. 控制组 A 锻炼热情、体育锻炼行为前后测差异分析

表 7-11 表明，控制组 A 调和式热情、体育锻炼行为（$t=-2.809$、-2.123，$p<0.01$，$p<0.05$）前后测得分之间的差异显著，调和式热情、体育锻炼行为的得分显著提高，然而强迫式热情（$t=-1.125$，$p>0.05$）前后测得分

之间的差异不显著，表明计划性锻炼课程干预对控制组 A 调和式热情、体育锻炼行为产生了显著的影响。

表 7-11　控制组 A 锻炼热情、体育锻炼行为前后测差异分析

变量	前测（$M \pm SD$）	后测（$M \pm SD$）	t 值
调和式热情	33.324±5.922	36.294±5.922	−2.809**
强迫式热情	27.177±9.180	27.971±8.074	−1.125
体育锻炼行为	5.735±5.083	8.235±4.723	−2.123*

7.5.4　控制组 B 前后测分析

1. 控制组 B 身体机能、身体素质前后测差异分析

表 7-12 表明，在身体机能指标中，控制组 B 安静脉搏、收缩压、舒张压、肺活量（$t=0.209$、$−1.837$、$−0.834$、1.157，$p>0.05$）得分之间的差异不显著；在身体素质指标中，控制组 B 握力、坐位体前屈、30 秒坐站、闭眼单脚站立、选择反应时（$t=1.067$、0.795、$−0.759$、$−1.097$、0.911，$p>0.05$）得分之间的差异不显著，表明控制组 B 身体机能与素质前后测得分的变化不显著。

表 7-12　控制组 B 身体机能、身体素质前后测差异分析

	变量	前测（$M \pm SD$）	后测（$M \pm SD$）	t 值
身体机能	安静脉搏（次/min）	72.500±6.426	72.156±6.682	0.209
	收缩压（mmHg）	132.594±8.108	131.125±7.387	−1.837
	舒张压（mmHg）	82.344±6.459	82.969±6.276	−0.834
	肺活量（mL）	1 898.750±506.201	1 876.875±492.465	1.157
身体素质	握力（kg）	28.750±6.872	27.781±7.782	1.067
	坐位体前屈（cm）	4.969±5.965	4.469±3.951	0.795
	30 秒坐站（次）	7.844±4.363	8.531±4.363	−0.759
	闭眼单脚站立（s）	6.563±8.096	7.719±7.049	−1.097
	选择反应时（s）	0.859±0.195	0.825±0.236	0.911

2. 控制组 B 锻炼热情、体育锻炼行为前后测差异分析

表 7-13 表明，在身体机能指标中，控制组 B 调和式热情、强迫式热情、体育锻炼行为（$t = -0.688$、0.728、-1.379，$p > 0.05$）得分之间的差异不显著，表明控制组 B 锻炼热情、体育锻炼行为前后测的得分未发生显著的变化。

表 7-13　控制组锻炼热情、体育锻炼行为前后测差异分析

变量	前测（$M \pm SD$）	后测（$M \pm SD$）	t 值
调和式热情	35.156±6.340	35.906±4.686	−0.688
强迫式热情	26.906±8.723	25.719±6.836	0.728
体育锻炼行为	5.313±4.941	6.344±5.498	−1.379

7.5.5　实验组、控制组 A 和控制组 B 后测差异分析

1. 身体机能、身体素质后测分析

采用方差分析，对实验组、控制组 A 和控制组 B 后测的差异进行分析。表 7-14 表明，在身体机能指标中，三组收缩压、肺活量（$F = 6.442$、8.154，$p < 0.01$）后测得分之间的差异显著，然而安静脉搏、舒张压（$F = 0.994$、0.499，$p > 0.05$）后测得分之间的差异不显著；在身体机能指标中，坐位体前屈、30 秒坐站、闭眼单脚站立、选择反应时（$F = 3.458$、9.294、3.215、5.531，$p < 0.01$，$p < 0.05$）后测得分之间的差异显著，然而握力（$F = 0.094$，$p > 0.05$）后测得分之间的差异不显著。

表 7-14　实验组、控制组 A 和控制组 B 身体机能、身体素质后测差异分析

	变量	实验组 （$M \pm SD$）	控制组 A （$M \pm SD$）	控制组 B （$M \pm SD$）	F 值
身体机能	安静脉搏（次/min）	74.250±6.456	72.324±7.494	72.156±6.682	0.994
	收缩压（mmHg）	125.750±8.567	130.912±4.680	131.125±7.387	6.442**
	舒张压（mmHg）	82.611±5.140	83.912±5.379	82.969±6.276	0.499
	肺活量（mL）	2 326.556±429.622	2 170.647±468.580	1 876.875±492.465	8.154**

续表

变量		实验组 （$M \pm SD$）	控制组 A （$M \pm SD$）	控制组 B （$M \pm SD$）	F 值
身体素质	握力（kg）	28.389±5.704	27.765±7.093	27.781±7.782	0.094
	坐位体前屈（cm）	7.417±5.469	5.029±5.225	4.469±3.951	3.458*
	30 秒坐站（次）	12.611±3.908	9.912±3.696	7.531±4.363	9.294**
	闭眼单脚站立（s）	11.917±7.677	11.441±7.341	7.719±7.049	3.215*
	选择反应时（s）	0.608±0.318	0.747±0.255	0.825±0.236	5.531**

表 7-15 多重比较表明，除实验组、控制组 A 之间肺活量、闭眼单脚站立得分之间的差异不显著（$p > 0.05$）外，实验组和控制组 A、控制组 B 之间收缩压、坐位体前屈、30 秒坐站、选择反应时得分之间的差异显著（$p < 0.01$，$p < 0.05$），实验组收缩压、选择反应时的得分显著低于控制组 A、控制组 B，实验组坐位体前屈、30 秒坐站的得分显著高于控制组 A、控制组 B。因此，与自主性锻炼干预相比，计划性锻炼课程干预对农村老年人身体机能、身体素质的影响更显著。

表 7-15　实验组、控制组 A 和控制组 B 身体机能、身体素质后测多重比较

因变量	分组（I）	分组（J）	均值差（I－J）	标准误	p
收缩压 （mmHg）	实验组	控制组 A	−5.162	1.697	0.003
		控制组 B	−5.375	1.724	0.002
	控制组 A	控制组 B	−0.213	1.747	0.903
肺活量 （mL）	实验组	控制组 A	155.909	110.727	0.162
		控制组 B	449.681	112.493	0.000
	控制组 A	控制组 B	293.772	114.039	0.011
坐位体前屈 （cm）	实验组	控制组 A	2.387	1.185	0.047
		控制组 B	2.948	1.204	0.016
	控制组 A	控制组 B	0.561	1.221	0.647
30 秒坐站 （次）	实验组	控制组 A	2.699	0.954	0.006
		控制组 B	4.080	0.969	0.000
	控制组 A	控制组 B	1.381	0.983	0.163

因变量	分组（I）	分组（J）	均值差（I－J）	标准误	p
闭眼单脚 站立（s）	实验组	控制组 A	0.476	1.763	0.788
		控制组 B	4.198	1.791	0.021
	控制组 A	控制组 B	3.722	1.816	0.043
选择反应时 （s）	实验组	控制组 A	−0.139	0.065	0.036
		控制组 B	−0.217	0.066	0.002
	控制组 A	控制组 B	−0.078	0.067	0.250

2. 锻炼热情、体育锻炼行为后测差异分析

表 7-16 表明，在身体机能指标中，三组调和式热情、体育锻炼行为（$F=$ 5.553、8.828，$p<0.01$）后测得分之间的差异显著，然而强迫式热情（$F=$ 1.223，$p>0.05$）后测得分之间的差异不显著。

表 7-16　实验组、控制组 A 和控制组 B 锻炼热情、体育锻炼行为后测差异分析

变量	实验组（$M\pm SD$）	控制组 A（$M\pm SD$）	控制组 B（$M\pm SD$）	F 值
调和式热情	39.944±5.110	36.294±5.922	35.906±4.686	5.553**
强迫式热情	28.472±7.618	27.971±8.074	25.719±6.836	1.223
体育锻炼行为	11.278±4.489	8.235±4.723	6.344±5.498	8.828**

表 7-17 多重比较表明，实验组和控制组 A、控制组 B 之间调和式热情、体育锻炼行为得分之间的差异显著（$p<0.01$，$p<0.05$），实验组调和式热情、体育锻炼行为的得分显著低于控制组 A、B，表明计划性锻炼课程干预对农村老年人调和式热情、体育锻炼行为的影响更显著。

表 7-17　实验组、控制组 A 和控制组 B 锻炼热情、体育锻炼行为后测多重比较

因变量	分组（I）	分组（J）	均值差（I－J）	标准误	p
调和式热情	实验组	控制组 A	3.650	1.334	0.007
		控制组 B	4.038	1.356	0.004
	控制组 A	控制组 B	0.388	1.375	0.778

续表

因变量	分组（I）	分组（J）	均值差（I—J）	标准误	p
体育锻炼	实验组	控制组 A	3.043	1.172	0.011
		控制组 B	4.934	1.191	0.000
行为	控制组 A	控制组 B	1.892	1.207	0.120

7.5.6 实验组后测与追踪测差异分析

1. 身体机能、身体素质后测与追踪测差异分析

表 7-18 表明，在身体机能指标中，实验组安静脉搏、收缩压、舒张压（$t=0.354$、-1.572、0.701，$p>0.05$）后测与追踪测得分之间的差异不显著，收缩压的干预效果得到良好保持，而且肺活量继续得到显著改善（$t=-2.073$，$p<0.05$）。

表 7-18　实验组身体机能、身体素质后测与追踪测差异分析

	变量	后测（$M\pm S$）	追踪测（$M\pm S$）	t 值
身体机能	安静脉搏（次/min）	74.250±6.456	73.917±5.526	0.354
	收缩压（mmHg）	125.750±8.567	128.667±7.035	−1.572
	舒张压（mmHg）	82.611±5.140	81.944±6.607	0.701
	肺活量（mL）	2 326.556±429.622	2 481.611±343.644	−2.073*
身体素质	握力（kg）	28.389±5.704	27.528±8.955	0.538
	坐位体前屈（cm）	7.417±5.469	6.681±6.681	0.708
	30 秒坐站（次）	12.611±3.908	13.306±3.846	−0.919
	闭眼单脚站立（s）	11.917±7.677	14.972±6.034	−2.041*
	选择反应时（s）	0.608±0.318	0.714±0.234	−1.349

在身体素质指标中，实验组握力、坐位体前屈、30 秒坐站、选择反应时（$t=0.538$、0.708、-0.919、-1.349，$p>0.05$）后测与追踪测得分之间的差异不显著，坐位体前屈、30 秒坐站、选择反应时的干预得到良好保持，而且闭眼单脚站立继续得到显著改善（$t=-2.041$，$p<0.05$）；表明计划性锻炼课程干预后，农村老年人身体机能与素质的干预效果具有良好的稳定性。

2. 锻炼热情、体育锻炼行为后测与追踪测差异分析

表 7-19 表明，实验组强迫式热情、体育锻炼行为（$t = 0.840$、-0.465，$p > 0.05$）后测与追踪测得分之间的差异不显著，强迫式热情、体育锻炼行为的干预效果得到良好保持，而且调和式热情继续得到显著改善（$t = -2.111$，$p < 0.05$），表明计划性锻炼课程干预后，农村老年人锻炼热情、体育锻炼行为的干预效果具有良好的稳定性。

表 7-19　实验组锻炼热情、体育锻炼行为后测与追踪测差异分析

变量	前测（$M \pm SD$）	后测（$M \pm SD$）	t 值
调和式热情	39.944 ± 5.110	41.972 ± 4.890	-2.111^*
强迫式热情	28.472 ± 7.618	26.917 ± 8.083	0.840
体育锻炼行为	11.278 ± 4.489	11.750 ± 4.115	-0.465

7.6　分析与讨论

7.6.1　计划性锻炼课程干预对农村老年人的干预效应

本部分研究表明，在身体机能指标中，计划性锻炼课程干预对农村老年人收缩压、肺活量有显著的正向影响；在身体形态指标中，计划性锻炼课程干预对农村老年人坐位体前屈、30 秒坐站、闭眼单脚站立、选择反应时有显著的正向影响；在锻炼心理与行为指标中，计划性锻炼课程干预对农村老年人调和式热情、强迫式热情、体育锻炼行为有显著的正向影响，且干预效果在追踪研究中具有良好的稳定性。这与相关的研究结论具有一致性，例如 Uemura 等（2021）探讨了主动学习教育（Active learning education）对老年人生活方式、行为和身体功能的影响，研究表明与对照组（以教学方式参加健康教育课程）相比，干预组（主动学习教育）的身体活动水平、食物摄入量、身体功能得到了显著的改善，并且在 48 周的追踪研究中得到持续改善；张帆（2019）探讨了核心肌群锻炼对老年人功能性体能与平衡能力的影响，研究表明实验组体重指数、上肢肌力、下肢肌

力、有氧耐力和静态平衡能力等检测项目的得分与对照组显著差异。这是由于计划性锻炼课程干预方案包含多元体育锻炼的知识、体质健康的介绍等，传授给农村老年人如何注意锻炼安全性、锻炼穿着等知识，学习了体育锻炼的整个流程，从而提升老年人的锻炼效感能，并使得老年人之间的伙伴关系融洽。在设计阶段上，计划性锻炼课程干预针对农村老年人的特点而设计，并依照渐进原则将课程分为四个阶段，在不同的阶段实施不同强度的体育锻炼训练课程，以循序渐进的方式强化了农村老年人的多元体育锻炼，让老年人在无学习压力之下强化心肺耐力、肌力、柔韧性、平衡感与敏捷性锻炼介入，重点在于加强稳定脊椎，提升身体的稳定能力，以达到改善姿势、增进健康的目的。在教学内容方面，计划性锻炼课程干预符合农村老年人的锻炼需要，将 90 分钟的计划性锻炼课程干预分为热身活动、多元性锻炼训练、放松活动三个部分，热身活动以低强度的有氧运动来提高身体温度、促进身体血液循环、增加肌肉组织含氧量、降低关节僵硬度、身体活动意识和流畅呼吸配合，为体育锻炼做好准备；多元性锻炼训练课程内容包含了有氧运动、肌力训练、肌耐力、爆发力、平衡训练、柔韧性等项目，作用在于增进老年人的心肺耐力、肌力、柔韧性、平衡感与敏捷性；放松活动利用伸展或恢复性质的动作，加速运动后体内代谢废物排出，减少乳酸堆积，降低运动后的肌肉酸痛感和疲劳感；最后，以放松活动作为结束，使农村老年人得到放松与恢复。在教学流程方面，先由热身运动和呼吸法开始，然后在多元锻炼过程中，强化身体、提高柔韧性，并依课程内容的差异与强度去变化，中间各休息 10 分钟。而且，在计划性锻炼课程干预中，干预实施者的教导和互动使老年人会产生自主性的内化过程，这种形式的内化来自内在的、整合的自我，并产生动机的力量，使老年人乐意从事这些体育锻炼，从而投入了大量时间和精力来展现出强烈的心理倾向，将体育锻炼内化到自我认同当中，从而提升体育锻炼行为水平。

7.6.2 自主性锻炼干预对农村老年人的干预效应

本部分研究表明，在身体机能指标中，自主性锻炼干预对农村老年人收缩压、肺活量有显著的正向影响；在身体形态指标中，自主性锻炼干预对农村老年人 30

秒坐站、闭眼单脚站立、选择反应时有显著的正向影响；在锻炼心理与行为指标中，自主性锻炼干预对农村老年人调和式热情、体育锻炼行为有显著的正向影响。个体是行动的发起者，内含选择的意念，外在的行为与行动是自我统合一致的（Deci et al.，2000）。自我决定理论（self-determination theory）认为，人们行为的动机可以看作是一个从内部动机到外部动机的连续体，由内部动机、认同性动机、内摄性动机和外部动机组成。其中，内部动机导致的行为来自个体对行为本身的兴趣、好奇心、学习和探索精神，反映了人类心灵的积极本质；然而，认同性动机是个体体会到行为时的价值感，也即个体将外在任务或要求与自我进行了整合和内化，并对其产生了认同感。上述四种动机中，外部动机、内摄性动机、认同性动机统称外在动机。但是，认同性动机已经与自我进行了有机整合，因此它又和内部动机一起，并称为"自主性动机"，而内摄性动机和外部动机则并称为"控制性动机（郭文，2012）。值得注意的是，自主性动机或许会遭遇到许多挫折，或出现其他更具吸引力的事物时，即使一再地遭受挫折或其他分心物的干扰，但自主性动机不会发生变化，自主性程度越高的动机对锻炼行为的预测力越强；控制性动机可能会因某些外在环境或个人因素影响，导致完成体育锻炼的动机降低。因此，根据自我决定理论，自主性锻炼干预能显著地提升农村老年人体育锻炼的自主性动机。这是由于针对农村老年人实施的自主性锻炼干预方案是成员自由参加体育锻炼活动，无强迫性要求，而体质健康是老年人最关心的问题。而且，"健康促进"关键在于提升个人的自主能力，而自主性锻炼干预提供了吸引个体从事身体活动的环境，农村老年人聚集在一起，通过交流、沟通，活跃了群体气氛，培养了群体合作与良好心态。在交流、沟通中，农村老年人所从事的锻炼合乎老年人个人的需要、兴趣、价值观，发挥了主人翁精神，导致农村老年人自主性动机显著提升，为"自我"所驱动使得农村老年人在自主设置自己体育锻炼方式、体育锻炼目标中，会排除因身体机能、身体素质下降导致的自卑感而参与适宜的身体锻炼，使得农村老年人首先设置中等的和容易的目标，从而使他们体验到较多的有关体育锻炼的积极情绪和满意感，然后再向较难的目标迈进，从而形成目标自我一致，进而促进他们自主地、积极地参与体育锻炼。此外，自主性锻炼干预关键在于农村老年人体育锻炼的自主性内化过程、提升农村老年人自我控制运动的意向，农村老年人可以自主决策是否从事锻炼，且锻炼与生活上其他方面并不冲突，反而相辅相成、互相调和、相互作用，使个体在参与锻炼时会产生较高的积极情绪。因此，在振兴乡村的过程中，如何设置自主管理环境来提高农村老年人体育锻炼的自我管理水平，让农村老年人感受到体育锻炼富有意义、锻炼目标富有挑战性，提高了他们参与体育锻炼的兴趣，使得他们形成目标自我一致，将是农村老年人积极参与体育锻炼的有效手段。

7.6.3 两种体育锻炼干预方式的比较

本部分研究表明，与自主性锻炼干预相比，在身体机能指标中，计划性锻炼课程干预对农村老年人收缩压、肺活量的干预效果更好；在身体素质指标中，计划性锻炼课程干预对农村老年人坐位体前屈、30 秒坐站、闭眼单脚站立、选择反应时的干预效果更好；在锻炼心理与行为指标中，自主性锻炼干预对农村老年人调和式热情、体育锻炼行为的干预效果更好。一方面，农村体育发展是我国体育事业发展过程中的薄弱环节，由于城乡二元结构下，我国公共体育服务存在城市与农村地区、不同农村地区之间的显著差距；需求识别不精准，为农民提供的各种服务产品与其真实体育需求之间存在偏差，显现出单一化供给与多元化需求的矛盾；资源整合不充分，存在资源识取问题、资源配用问题；公共体育设施、公共体育文化、精神、素养等资源利用率偏低，存在结构、运行与制度等管理要素结合不足等问题（周铭扬 等，2022），使得农村老年人自主性参与体育锻炼的动机不足，导致自主性锻炼干预对农村老年人的干预效果持续性存在问题；另一方面，农村老年人体育锻炼认识偏低，体育观念淡薄；参与体育的主要目的是为了预防疾病，而体育公共服务存在场地器材严重不足、社会指导员数量有限，难以承担指导工作；体育组织化程度低，以自发、自愿的组织形式为主，体育项目单调，体育资金匮乏，其中传统生活方式与思想意识观念是影响农村老年人参与体育锻炼的核心因素（冉德丽，2018）。计划性锻炼课程干预能有效激发农村老年人体育锻炼的调和式热情，使得农村老年人的体育锻炼行为具有持续性，这是由于在干预内容上，计划性锻炼课程干预包含肌力训练、防跌平衡之训练、多元感觉统合训练、社会互动训练，涵盖了有氧运动、肌力训练、肌耐力、爆发力、平衡训练、柔韧性等项目，作用在于增进农村老年人的心肺耐力、肌力、柔韧性、平衡感与敏捷性，同时也强调实验实施者必须具有目标设定、行为改变技术及行为管理的知识，能有效地激发农村老年人锻炼个性特质中最狂热的激情，导致农村老年人产生锻炼的内在动机，使得农村老年人产生强烈的锻炼心理倾向，愿意投入大量的时间、金钱与精力，从而引发其在自主意志下参与锻炼活动。因此，通过计划性锻炼课程干预，农村老年人至少达到"有点吃力"的中等体育锻炼强度，同时每一位农村老年人都有相互学习、交流的机会，从而让农村老年人在整个过程中体验到锻炼所带来的身心愉悦感，进而做出体育锻炼的改变，不仅提升了自身身体机能、身体素质水平，同时也提高了锻炼热情与体育锻炼行为水平。

提升农村老年人体质健康，关键在于将体质健康关口前移，开展体质健康教育，以达到提高农村老年人体育锻炼意识的目的。本部分研究表明，与自主性锻炼干预相比，计划性锻炼课程干预对农村老年人身体机能、身体素质、锻炼热情、体育锻炼行为指标的干预效果更好。因此，计划性锻炼课程干预提供了"体医融合"促进策略来提高农村老年人体质健康水平，首先必须从体质健康教育着手，只有提高了农村老年人的健康意识、疾病预防能力和体育锻炼意识，才能提高农村老年人体质健康水平。因此，要狠抓农村老年人健康教育的宣传普及。这是由于老年人不可逆的生理衰老规律，使得老年人，尤其是农村老年人体质健康面临的风险不断增高，只有通过加强体质健康教育、提高体育锻炼水平来提升农村老年人的免疫系统能力。因此，体医融合背景下，一方面建议将健康教育纳入法制轨道，由国务院制订《健康教育促进条例》，将健康教育和国民健康水平列入我国各级政府的工作效能考核体系，健康教育经费增列为医保基金的支出项目，在各级政府医保经办部门设立健康教育机构，规范健康教育行为，使我国农村地区的健康教育有一个长效机制和保障体系；另一方面优化农村地区老年人体质健康信息宣传方式，丰富健康教育传承的内容，例如农村地区的社区设立老年人体质健康教育日（或周），电视媒体开辟老年人体质健康教育频道，互联网、报纸、杂志、微信平台等开辟老年人体质健康教育的专门网站或专栏宣传普及体育锻炼、医学科普知识（罗健，2011）。

第 8 章　总　结

在人类历史发展过程中，城市与农村地区长期以来相互作用、共生并存，城市地区引领、辐射和带动农村的发展，而农村地区则为城市的发展提供了重要的依托与土壤。习近平总书记（2020）指出，在中国现代化进程中，如何处理好工农关系、城乡关系，在一定程度上决定着现代化的成败。新中国成立以来，我国城乡关系从城乡二元体制建立与巩固、城乡统筹发展、城乡发展一体化及城乡融合发展经历了多重改变（杨向军 等，2022），"城乡融合发展"与"城乡一体化""城乡统筹"等城乡关系概念显然存在历史延续关系（黄俊尧，2022）。其中，中共中央国务院印发的《乡村振兴战略规划（2018—2022 年）》（2018 年）强调，应"顺应城乡融合发展趋势，重塑城乡关系"，提出"传承和发展民族民间传统体育，广泛开展形式多样的农民群众性体育活动"，使得城乡体育融合发展成为大势所趋。其中，城乡老年人属于弱势群体，他们具有经济、生理与心理脆弱性，在生活中更需要满足生存需求、发展需求和享受需求（王占坤，2013）。

当前，我国正处在社会转型和经济转轨的加速期，人口老龄化已经成为一个不容忽视的社会问题，城乡融合与共同富裕背景下，老年人的体质健康也越来越受到政府和社会的关注。然而，《第五次国民体质监测公报》显示，随年龄增长，老年人各体质指标平均水平均呈下降趋势，其中在身体形态方面，城镇老年人体脂率相对平稳，农村老年人 60 岁后体脂率下降较为明显，其中男性降幅更大；

在身体机能方面，城镇老年人身体机能指标均高于农村老年人；在身体素质方面，城乡差异表现为城镇老年人身体素质均好于农村老年人，其中男性城乡差异更为明显，农村老年人各指标下降速度快于城镇老年人，城乡差异逐步增大。因此，重视城乡老年人体质健康的差异，推动城乡老年人积极参与体育锻炼活动，促进城乡老年人健康水平的提升成为了实施健康中国战略的主要任务。然而，目前有关城乡老年人体质健康差异的现状，导致城乡老年人体质健康差异的原因，如何针对城乡老年人体质健康差异的问题进行有针对性的干预等方面缺乏系统的论述，不利于乡村振兴战略、城乡体育融合发展的有效实施。在此背景下，本研究首先探讨城乡老年人体质健康差异的现状，城乡老年人体质健康差异的影响因素；然后，针对城镇、城乡结合区老年人身体形态指标劣于农村老年人的特点，对城镇、城乡结合区老年人进行了饮食指导结合体育锻炼干预；最后，针对农村老年人身体机能、身体素质劣于城镇、城乡结合区老年人的特点，对农村老年人进行了计划性锻炼课程干预，以此来探讨缩小城乡老年人体质健康的差距。本研究成果为体医融合背景下，如何积极应对"健康老龄化"和"积极老龄化"，引导了更多的老年人，尤其是农村老年人加入全民健身的大家庭，从而缩小城乡老年人体质健康的差距具有重要的理论与实践意义。当然，实现体医融合协同治理来缩小城乡老年人体质健康的差异，提高城乡老年人体质健康水平，需要政府部门、社区、社会组织、家庭和老年人个人的共同参与、协同促进（e.g.，丁小歌，2020；陈力，2019；徐子艺，2018；黄天云，2017）。

8.1 本研究的主要结论

8.1.1 城乡老年人体质健康差异的现状

1. 在城乡男性、女性 60～69 岁老年人身体形态指标中，城镇、城乡结合区、农村老年人在体重、腰围、臀围（城乡男性 65～69 岁老年人得分之间的差异不显著）和体重指数（BMI）得分之间的差异显著（$p < 0.01$，$p < 0.05$），这

种差异主要体现在城镇和城乡结合区老年人体重、腰围、臀围和体重指数（BMI）的得分显著高于农村老年人，表明农村老年人的身体形态优于城镇、城乡结合区老年人。

2. 在城乡男性、女性 60～69 岁老年人身体机能指标中，城镇、城乡结合区、农村老年人在安静脉搏、收缩压（城乡男性 60～69 岁老年人，以及城乡女性 65～69 岁老年人得分之间的差异不显著）和肺活量得分之间的差异显著（$p<$ 0.01，$p<0.05$），这种差异主要体现在城镇和城乡结合区老年人肺活量的得分显著高于农村老年人，而安静脉搏、收缩压的得分显著低于农村老年人，表明城镇、城乡结合区老年人的身体机能优于农村老年人。

3. 在城乡男性、女性 60～69 岁老年人身体机能指标中，城镇、城乡结合区、农村老年人在握力、30 秒坐站、闭眼单脚站立（城乡男性 65～69 岁老年人，以及城乡女性 60～69 岁老年人得分之间的差异不显著）和选择反应时（城乡女性 65～69 岁老年人得分之间的差异不显著）得分之间的差异显著（$p<$ 0.01，$p<0.05$），这种差异主要体现在城镇和城乡结合区老年人握力、30 秒坐站和闭眼单脚站立的得分显著高于农村老年人，而选择反应时的得分显著低于农村老年人，表明城镇、城乡结合区老年人的身体素质优于农村老年人。

8.1.2 城乡老年人体质健康差异的影响因素

1. 不同体质健康状况（合格以上/不合格）的城镇、城乡结合区、农村老年人在年龄、婚姻状况、居住状况上差异显著，表明年龄、婚姻状况、居住状况是影响城镇、城乡结合区、农村老年人体质健康的共同个体因素；不同体质健康状况农村老年人在性别、主要经济来源上差异显著，表明性别、主要经济来源是影响农村老年人体质健康的因素；不同体质健康状况的城乡结合区老年人在主要经济来源上差异显著，表明主要经济来源是影响城乡结合区老年人体质健康的因素。

2. 不同体质健康状况的城镇、城乡结合区、农村老年人在社区老年锻炼设施、家庭健康气氛、亲戚朋友锻炼支持上差异显著，表明社区老年锻炼设施、家庭健康气氛、亲戚朋友锻炼支持是影响城镇、城乡结合区、农村老年人体质健康的共同生活环境因素；不同体质健康状况的城镇、城乡结合区老年人在邻里社会环境、子女锻炼支持上差异显著，表明邻里社会环境、子女锻炼支持是影响城镇、城乡结合区老年人体质健康的因素；不同体质健康状况的城乡结合区、农村老年人在社区健康教育、劳动参与情况上差异显著，表明社区健康教育、劳动参与情况是影响城乡结合区、农村老年人体质健康的因素。

3. 不同体质健康状况的城镇、城乡结合区、农村老年人在睡眠质量、抽烟状况、饮酒状况上差异显著，表明睡眠质量、抽烟状况、饮酒状况是影响城镇、城乡结合区、农村老年人体质健康的共同生活形态因素；不同体质健康状况的城镇、城乡结合区老年人在饮食习惯、营养状况上差异显著，表明饮食习惯、营养状况是影响城镇、城乡结合区老年人体质健康的因素；不同体质健康状况的农村老年人在锻炼习惯上差异显著，表明锻炼习惯是影响农村老年人体质健康的因素。

4. 不同体质健康状况的城镇、城乡结合区、农村老年人在孤独感、疾病状况、生活满意度、健康信念上差异显著，表明孤独感、疾病状况、生活满意度、健康信念是影响城镇、城乡结合区、农村老年人体质健康的共同心理因素；不同体质健康状况的城镇、城乡结合区老年人在锻炼自我效能感、锻炼期望价值信念上差异显著，表明锻炼自我效能感、锻炼期望价值信念是影响城镇、城乡结合区老年人体质健康的因素，而农村老年人差异不显著。

8.1.3　饮食指导结合体育锻炼干预对城镇、城乡结合区老年人的干预效应

1. 饮食指导结合体育锻炼群体干预对城镇、城乡结合区老年人体重、腰围、体重指数（BMI）等身体形态指标，以及生理功能、生理职能、整体健康、活力状况、社会功能、精神健康等生活质量维度有显著的正向影响，城镇、城乡结合区老年人体重、腰围、臀围、体重指数的得分显著降低，生理功能、生理职能、整体健康、活力状况、社会功能、精神健康的得分显著提高，且干预效果在追踪研究中具有良好的稳定性。

2. 饮食指导结合体育锻炼印刷品干预对城镇、城乡结合区老年人体重、腰围、体重指数等身体形态指标，以及生理功能、生理职能、整体健康、活力状

况、精神健康等生活质量维度有显著的正向影响，城镇、城乡结合区老年人体重、腰围、体重指数的得分显著降低，生理功能、生理职能、整体健康、活力状况、精神健康的得分显著提高。

3. 与饮食指导结合体育锻炼印刷品干预相比，饮食指导结合体育锻炼群体干预对城镇、城乡结合区老年人体重、腰围、体重指数等身体形态指标，以及生理功能、生理职能、整体健康、社会功能、精神健康等生活质量指标的干预效果更好。

8.1.4 计划性锻炼课程干预对农村老年人的干预效应

1. 计划性锻炼课程干预对农村老年人收缩压、肺活量等身体机能指标有显著的正向影响，农村老年人收缩压的得分显著降低，肺活量的得分显著提高；对农村老年人坐位体前屈、30 秒坐站、闭眼单脚站立、选择反应时等身体形态指标有显著的正向影响，农村老年人坐位体前屈、30 秒坐站、闭眼单脚站立的得分显著提高，选择反应时的得分显著降低；对农村老年人调和式热情、强迫式热情、体育锻炼行为有显著的正向影响，农村老年人调和式热情、强迫式热情、体育锻炼行为的得分显著提高，且干预效果在追踪研究中具有良好的稳定性。

2. 自主性锻炼干预对农村老年人收缩压、肺活量等身体机能指标有显著的正向影响，农村老年人收缩压的得分显著降低，肺活量的得分显著提高；对农村老年人 30 秒坐站、闭眼单脚站立、选择反应时等身体形态指标有显著的正向影响，农村老年人 30 秒坐站、闭眼单脚站立的得分显著提高，选择反应时的得分显著降低；对农村老年人调和式热情、体育锻炼行为有显著的正向影响，农村老年人调和式热情、体育锻炼行为的得分显著提高。

3. 与自主性锻炼干预相比，在身体机能指标中，计划性锻炼课程干预对农村老年人收缩压、肺活量的干预效果更好；在身体素质指标中，计划性锻炼课程干预对农村老年人坐位体前屈、30 秒坐站、闭眼单脚站立、选择反应时的干预效果更好；与自主性锻炼干预相比，计划性锻炼课程干预对农村老年人调和式热情、体育锻炼行为的干预效果更好。

8.2 本研究的理论意义

体质健康不良是老年人潜在的疾病危险因子，而良好的体质健康可以降低老年人各类慢性病的发生率，亦可减少国家和家庭医疗成本的支出，从而避免社会或家庭负担的加重，提升老年人生活质量与幸福感水平（Maharana et al.，2021；Ying et al.，2020）。而且，由于城乡老年人口比率、经济资源、生活形态不同，导致城乡老年人体质健康存在较大的差距。然而，目前城乡老年人体质健康差异的现状如何？导致城乡老年人体质健康差异的影响因素有哪些？如何针对城乡老年人体质健康差异的问题进行有针对性的干预？政府相关体育部门如何应对等？缺乏系统的论述，但是这些问题都是目前城乡老年人体质健康差异研究急待解决的课题，也是和谐社会发展、健康中国建设、城乡体育统筹融合发展的需要。基于此，本研究探讨体医融合背景下我国城乡老年人体质健康的差异及其干预实验研究，本研究从选题，到影响因素的构建与干预研究的检验，再到有关对策建议的提出都富有特色，体现了学科前沿热点问题以及理论创新与实践价值。

1. 初步揭示了城乡老年人体质健康差异的现状

2016 年 10 月，中共中央、国务院印发并实施《"健康中国 2030"规划纲要》，《纲要》要求"加强体医融合和非医疗健康干预……建立专业公共卫生机构、综合和专科医院、基层医疗卫生机构'三位一体'的重大疾病防控机制，建立信息共享、互联互通机制，推进慢性病防、治、管整体融合发展，实现医防结合"。而且，党的十九大在深刻研判我国城乡关系的基础上，提出了乡村振兴战略、建立健全城乡融合发展体制机制的政策体系，随后中共中央印发《关于实施乡村振兴战略的意见》（2018 年）和《关于建立健全城乡融合发展体制机制和政策体系的意见》（2019 年），标志着我国城乡融合发展步入快车道。在此背景下，学术界也对城乡融合发展也进行了广泛的探讨（黄锡生 等，2021）。近年来，有关城乡体质健康差异的研究对象主要是青少年学生。例如，王涛（2020）探讨了新时代背景下天津市城乡小学生体质健康状况及对策；车丽（2019）开展了连云港市初中生体质城乡的对比分析；王敏（2018）进行了广东省城乡 13～18 岁青少年体质健康现状的比较；汪辉等（2017）探讨了安徽省中学生体质健康的状况，并进行了城乡对比。然而，针对城乡老年人体质健康差异的研究相对少见。

从二元对立到城乡融合是我国城乡关系发展史上的里程碑，城乡关系转型很可能会对老年人体质健康也产生较大的影响，同时也为城乡老年人体质健康差异的研究提供了新视角。而且，随着我国老龄化进程的加快，老年人体质健康问题凸显出来，国家也出台了一系列的政策法规以减小老龄化带来的社会影响，但城乡发展不平衡问题仍然存在，主要表现为阶层差异、地区差异、城乡差异以及民族差异，而其中城乡差异最为明显，也最具有中国特色（许彩会，2018）。老年人不同于青少年学生，城乡老年人体质健康差异的现状研究，使城镇、城乡结合区、农村老年人身体形态、身体机能和身体素质差异的现状更具体、更明确，尤其是引入城乡结合区老年人体质健康的探讨，这是以往很少涉及的（代俊 等，2014）。在此背景下，本部分研究探讨城乡老年人体质健康差异的现状，研究结果不仅有助于深入认识城乡老年人体质健康差异的特点与规律，找出缩小城乡老年人体质健康工作的重点和核心，而且也为政府体育、卫生等部门根据城乡老年人体质健康的差异来有针对性地制定老年人健康促进政策提供理论依据。

2. 初步提出了城乡老年人体质健康差异的影响因素

现有研究关注城乡体质健康差异的现状相对较多，然而影响因素的探讨相对少见；而且，体质健康的影响因素也会随着时代变迁而变化，具有动态性的特点（Bartkowiak et al.，2021；Hanssen-Doose et al.，2021；李鸿宜 等，2021；李诚 等，2020）。本研究在探讨城乡老年人体质健康差异的基础上，对影响城乡老年人体质健康差异的个体因素、生活环境因素、生活形态因素和心理因素进行了深入挖掘，研究成果不仅有利于促进我国本土化城乡体质健康差异研究领域的扩展和深入，而且也为处于"城乡二元对立"向"城乡融合"转变时代背景下，我国政府体育、卫生等部门如何从"缩小城乡老年人群体体质健康差距"的角度来提升老年人体质健康水平提供了理论基础，推动了对党和国家实施城乡体育融合发展意义的理性再认识，体现了研究的前瞻性和探索性。具体来说，本部分研究在以下两个方面拓展了城乡老年人体质健康差异的理论研究：

第一，体质健康的影响因素表现为多元化、复杂化、隐蔽化等特点，它既受遗传基因的先天因素影响，同时也受生活形态、个人态度、自然环境以及社会环境等后天因素的影响（Bouchard et al.，1994），遗传、居住环境、社会环境、生物、社会风俗、民族文化、锻炼因素、日常生活能力和心理等因素都与老年人体质健康有关（程俊瀚，2020）。本部分研究从个体、环境、生活形态和心理等因素出发，探讨城乡老年人体质健康差异的共同原因与独特因素，为有针对性地分别构建城乡老年人体质健康促进的精准模型提供了理论依据。

第二，继环境、资源问题之后，人口老龄化已经成为我国面临的最为严峻的社会问题之一。老年人是体质健康风险高发的群体，自我国进入老龄化社会以来，老年人体质健康问题引起了政府和社会的持续关注。"养老服务业""健康服务业""医药产业升级""全民健身"等与养老、健康相关的话题持续升温。因此，如何面对日趋严重的人口老龄化，我们需要有足够的认识，才能为增强老年人体质，提高老年人健康水平提出有效的解决办法。在此背景下，本部分研究找出影响城乡老年人体质健康共同与独特的影响因素，不仅为政府制定城乡老年人体质健康融合促进政策提供了理论成果，而且也回应了建设"健康中国"的现实要求。

3. 初步验证了饮食指导结合体育锻炼的干预效能

随着年龄增长，老年人身体机能自然而然地逐渐下降，不可避免地影响了老年人的生活能力及生活品质。为了提升体质健康水平，避免个体因身体活动不足所引的慢性病的负面影响，一些研究纷纷采用认知、行为矫正或教育干预等方式，融入于日常生活中，或进行有组织、有计划的身体活动课程，期望能达到提升身体活动的目的（郭文，2012）。然而，目前有关城乡老年人体质健康差异的干预方面，国外研究主要关注老年人体重管理（Batsis et al.，2021a）、减肥（Batsis et al.，2021b）、锻炼（Joo et al.，2019）等干预方式；国内研究少见，而且干预方式单一（陈以俊，2020；张鹤，2019），干预效果衡量指标简单，且主要关注即时干预效果，缺乏对饮食和锻炼融合的关注。针对城镇、城乡结合区老年人身体形态劣于农村老年人的特点，本部分研究探讨了饮食指导结合体育锻炼干预对城镇、城乡结合区老年人身体形态与生活质量的影响，研究结果为形成本土化的城镇、城乡结合区老年人体质健康干预管理理论提供了理论基础，同时也丰富了国内重点人群体质健康的相关研究理论。具体来说，本研究在以下两个方面拓展了城镇、城乡结合区老年人身体形态与生活质量干预的理论研究：

第一，饮食结合体育锻炼不仅能减慢老龄化的过程，还可以降低老年人因缺乏运动而导致的身心疾病，例如高血压、心脏病、慢性肺病、肾病、骨质疏松和精神抑郁等。因此，如何通过饮食结合体育锻炼干预以提升老年人身体形态和生活质量水平，这是运动心理学长期关注的研究议题。在此背景下，本部分研究探讨了饮食指导结合体育锻炼群体干预对城镇、城乡结合区老年人的干预效果，研究表明饮食指导结合体育锻炼群体干预对城镇、城乡结合区老年人体重、腰围、臀围、体重指数以及生活质量均有显著的正向影响，且干预效果在追踪研究中具有良好的稳定性和持续性，而且比饮食指导结合体育锻炼印刷品干预对老年人体重、腰围、臀围、体重指数以及生活质量的干预效果更好，这不仅丰富了现有面对面干预（群体干预）与非面对面干预（印刷品干预）相结合的理论研究，而且大部分研究也提出了一套有效的干预方案，为有针对性地改善城镇、城乡结合区老年人身体形态、提升生活质量水平提供了理论基础。

第二，近年来，在健康行为领域，国外学者开展了许多有针对性的印刷品干预来增强身体活动、增进公共健康的研究，导致有针对性印刷品干预对身体活动和体质健康影响的研究成为了西方运动心理学研究的热点问题之一。然而，国内有关有针对性印刷品干预的研究对象主要是初中生（张瑞琪，2019）、青少年（司琦 等，2017）、体质健康突出问题大学生（郭文，2012）、听力残疾学生（司琦 等，2010），然而针对老年人群体的探讨十分少见（Wang et al.，2020；Zlatar et al.，2019）。基于此，本部分研究探讨了饮食指导结合体育锻炼印刷品干预对城镇、城乡结合区老年人的干预效果，研究表明饮食指导结合体育锻炼印刷品干预对城镇、城乡结合区老年人体重、腰围、体重指数以及生活质量有显著的正向影响，这不仅拓展了现有印刷品干预研究的对象范畴，而且也弥补了印刷品干预研究的不足，对推动国内印刷品干预研究的开展具有指导价值。

4. 初步验证了计划性锻炼课程干预的干预效能

人口的老龄化使得老人身体活动促进成为了统筹推进"五位一体"总体布局和协调推进"四个全面"战略布局的重要举措，然而由于农村生活水平提高、饮食习惯改变、体力劳动减少，加上对健康生活方式缺乏了解，导致农村老年人身体机能、身体素质不如城镇、城乡结合区老年人。因此，需要促进农村老年人积极参与体育锻炼活动来提高整体的体质健康水平。在此背景下，本研究探讨计划性锻炼课程干预对农村老年人身体机能与素质、锻炼热情与体育锻炼行为的干预效果，并在以下两个方面拓展了农村老年人体质健康的干预研究：

第一，目前，有关体育锻炼干预方面，研究对象主要是城市老年人，针对农村老年人的体育锻炼干预探讨相对少见。在此背景下，本部分研究探讨了计划性锻炼课程干预对农村老年人身体机能与素质、锻炼热情与体育锻炼行为的影响，研究表明计划性锻炼课程干预对农村老年人收缩压、肺活量等身体机能指标，坐位体前屈、30秒坐站、闭眼单脚站立、选择反应时等身体素质指标，以及锻炼热情与体育锻炼行为有显著的正向影响，干预效果在追踪研究中具有良好的稳定性，且比自主性锻炼干预的干预效果更好，这不仅拓展了现有老年人体质健康干预对象的研究范畴，而且也为中共中央 国务院《关于加强新时代老龄工作的意见》（2021 年）提出的"聚焦解决老年人健康养老最紧迫的问题"、国家体育总局《关于进一步做好老年人体育工作的通知》（2022 年）提出的"支持针对老年人科学健身方法的研究和推广宣传，大力普及科学健身知识，宣传健身效果，不断提高老年人体育健身意识，加强对老年人科学健身技能、方式、方法的指导，进一步提升服务水平和质量……建立健全老年人体育政策、丰富老年人赛事活动、扩大老年人场地设施供给、健全老年人体育组织、加强老年人科学健身指导，持续推动老年人体育工作高质量发展"政策目标的实现提供了理论基础。

第二，体质健康促进的关键在于提升个人的自主能力，在于学习者能学到指导者的责任技巧，以协助知识养成、态度及自我觉醒的建立（郭文，2012）。然而，有关自主性锻炼干预的研究对象主要是头颈癌患者（Steegmann et al.，2020）、乳腺癌患者与幸存者（Behzadnia et al.，2020；Westphal et al.，2018）、大学生（郭文，2012；吴本连 等，2012）等，针对老年人群体的自主性锻炼干预探讨相对少见（吴信坪，2021；Snijders et al.，2019）。本部分研究中，为了排除群体因素的影响而充分验证计划性锻炼课程干预的有效性，额外增加一个控制组 A，控制组 A 实施自主性锻炼干预，探讨自主性锻炼干预对农村老年人身体机能与素质、锻炼热情与体育锻炼行为的影响，研究表明在身体机能指标中，自主性锻炼干预对农村老年人收缩压、肺活量有显著的正向影响；在身体形态指标中，自主性锻炼干预对农村老年人 30 秒坐站、闭眼单脚站立、选择反应时有显著的正向影响；在锻炼心理与行为指标中，自主性锻炼干预对农村老年人调和式热情、体育锻炼行为有显著的正向影响。理论上，这既是对自主性锻炼干预研究的一种理论拓展，也为乡村振兴战略中，如何通过体育锻炼的自我指导来提升农村老年人的体质健康水平，从而缩小城市、农村老年人体质健康差距提供了理论基础。

8.3 本研究的实践对策

随着我国老年人口比率的急剧上升，老年人的体质健康随年龄而下降，慢性病患病率持续增加，并导致了情绪精神问题的出现与困扰。虽然完善的医学资源和医疗体系能延长老年人的寿命，然而提升老年人的体质健康及幸福感水平，对健康老龄化具有重要的价值（e. g.，Navarrete-Villanueva et al.，2021；沈雁鹏，2020；Ciprandi et al.，2018）。而且，老年人体质健康水平的提升需要相应的支持系统与之匹配（e. g.，周怡含 等，2020；王玺博，2019；Plotnikoff et al.，2017）。在此背景下，本研究通过探讨体医融合背景下我国城乡老年人体质健康的差异及其干预实验研究，并构建我国城乡老年人体质健康促进的相应对策，研究成果一方面有助于对处于"城乡二元对立"向"城乡融合"转变的时代背景下，我国政府体育、卫生等部门如何从体医融合角度缩小城乡老年人体质健康差距具有现实意义，推动了对"体医融合"的理性再认识；另一方面，可为老人及家庭寻找提升体质健康水平的关键要素及创新老年人体质健康干预提供了理性指导。具体来说，本研究成果的实践意义主要表现在以下四个方面：

1. 指导城乡体育卫生基本公共服务供给均等化建设

新中国成立 70 多年来，从成立初期建立并强化城乡二元体制，改革开放后城乡二元体制开始破除，到党的十六大后统筹城乡发展，十七大后推动城乡发展一体化，十九大提出城乡融合发展战略，城乡关系不断地调整与演进。但是，不可否认的是，城乡二元经济结构特征在我国依然较为突出（张军涛 等，2021）。然而，城乡老年人体质健康的差异反映了城乡体育统筹发展、城乡体育一体化发展中亟待解决的城乡体育卫生基本公共服务供给均等化问题。本部分研究探讨城乡老年人体质健康差异的现状，研究结果可使城乡老年人体质健康的差异更具体，研究结论可为衡量城乡体育基本公共服务供给均等化建设提供理论基础，也可为政府城乡体育融合发展政策法规的制定提供实践启示。具体为：充分发挥政府的主导作用，建立多元城乡体育卫生基本公共服务供给机制，缩小城乡差距；重新界定城乡体育卫生融合的内涵，为城乡资源双向流动提供理念支撑，并加大城乡体育基本公共服务的监控力度；开发城乡体育公共服务资源共享平台，提高体育公共资源的利用率和覆盖率，充分发挥城市中心作用，通过人力交流、财力支持，带动农村体育公共服务发展；通过借助社会资本、市场资本及政府政策扶持，共同加快新农村经济建设，促进农村体育基本公共服务的发展等，从而缩小城乡差距。

2. 指导城乡老年人体质健康促进的"体医融合"策略发展

体医融合是在体育健身和医疗诊断方面互相渗透，各类相关要素有序重组所形成的多主体、多层次、多维度服务民众健康促进的全生命周期过程（杨强，2015）。本部分研究探讨了城乡老年人体质健康差异的影响因素，研究结论可针对影响城镇、城乡结合区、农村老年人体质健康的共同因素，以及影响城镇、城乡结合区、农村老年人体质健康的独特因素进行体医融合促进，从而为缩小城乡老年人体质健康的差距提供对策。具体为：在城镇、城乡结合区，坚持政府引导、市场主导、社会参与的前提下，政府可以适当下放权力，实行有侧重的多元混合供给机制，政府针对不同的体育资源和服务类型，制定不同的供给策略，通过评估后，决定哪些是政府主导，哪些是市场主导，并推行多元化的体医融合供给策略，这样既满足了政府供给主体单一的问题，又在一定程度上激发了社会参与的积

极性，最重要的是给老年人提供了更加优质的公共体育卫生服务；在农村，需要转
变政府服务模式，构建多元老年公共体育卫生服务财政支持机制，政府制定相关财
政支持政策，向农村老年体育协会、农村体育组织和村委会提供资金，支持其购买
公共体育卫生服务，不仅有助于提升农村体育卫生基本公共服务水平，而且也能
为农村老年人提供有针对性的优质体育卫生服务（黄福成，2021）。

3. 指导构建有效的体质健康服务体系

人体结构衰老和功能下降是年龄增加不可避免的结果，但是人体衰老的下降
率和下降程度却存在较大的个体差异。目前，研究认为个体完全有可能脱离预期
的衰老模式，而且至少在一段时期内可以推迟年龄增加而带来的消极影响（朱琳
等，2018）。近年来，我国不断地加大医疗卫生与体育的投入力度，切实为城乡
社区老年人提供良好的社区服务和医疗保障，并鼓励居民通过自主锻炼增强身体
机能。然而，在大卫生观的新时代背景下，社区健康服务体系建设也面临着慢性
病患病率增加、人口老龄化、公共卫生疫情等问题的挑战。本部分研究探讨了饮
食指导结合体育锻炼干预对城镇、城乡结合区老年人身体形态与生活质量的影
响，研究结论可以有针对性地指导政府体育、卫生部门建立体医部门协同治理机
制来完善社区体质健康服务体系建设，从而提高城镇、城乡结合区老年人体质健
康水平。具体为：城镇、城乡结合区社区可以设立"体育与健康指导中心"，引
入第三方企业运营管理，挑选身体形态指标不佳的老年人进行体质健康测试，再
根据结果开具饮食与运动处方，并由"体育与健康指导中心"宣传饮食与体育锻
炼观念，由体育指导员实施后期跟进服务，以对"社区体质健康服务体系"的体
医融合服务进行改进（吕秀娟，2020）；优化饮食与体质健康服务路径，社区居
委会组织建设体育健身指导专家团队，采集社区老年人饮食与体质健康信息，录
入社区居民健康信息平台，对社区老年人的健康信息进行评估和追踪，与社区卫
生服务中心的诊疗数据形成健康"一体化"档案，定期为社区老年人提供体质健
康检测、饮食方案制定、体育锻炼指导、慢性病锻炼干预等专业服务。

4. 指导扩宽家庭体育健康教育途径

人口老龄化社会的到来，越来越多的家庭将进入一个健康不稳定的时期，家

庭面临的不仅是老年人医疗支出的增加，而且也是老年人家庭照料负担的加重（Ezell et al.，2021；李昊 等，2019），尤其是农村老年人需要更多的照料（Du et al.，2021）。在中国历史发展的长河中，家庭的重要性不言而喻，家庭照料是中国老年人最主要、最普遍的养老方式，农村老年人的体育锻炼离不开家庭成员的支持与照料，因此需要正视家庭给老年人体质健康带来的积极影响。基于此，本部分研究探讨了计划性锻炼课程干预对农村老年人身体机能与素质、锻炼热情与体育锻炼行为的影响，研究结论对提升农村家庭整体体质健康意识，促进农村老人体质健康水平提升具有实践意义。由于家庭与农村老年人体质健康密不可分，家庭环境，尤其是子女的健康意识与体育锻炼习惯对老年人体育锻炼行为有深远影响。因此，农村地区的社区应扩宽家庭体育健康教育途径，可由政府体育、卫生等部门联合体医融合专家、高校运动人体、运动训练教师、医学专家，社区协调部署，成立老年体质健康促进委员会，构建农村社区家庭"体医融合"管理服务平台，建立科学的责任分担机制，明确多方主体治理责任，加强宣传力度，促进老年人家庭体医融合业务的实施和执行，帮助老年人子女树立科学的健康观和营造良好的家庭健康氛围，主动创建子女体育锻炼介入老年人健康教育的适宜条件，指导家庭如何支持与促进农村老年人开展体育锻炼，培养与激发农村老年人对体育锻炼的直接兴趣，从而提升农村老年人身体机能与素质水平。

8.4　本研究有待改进之处和未来研究方向

基于城乡老年人体质健康差异的现状，本研究对城乡老年人体质健康差异的影响因素，饮食指导结合体育锻炼干预对城镇、城乡结合区老年人身体形态与生活质量的影响，以及计划性锻炼课程干预对农村老年人身体机能与素质、锻炼热情与体育锻炼行为的影响进行了探讨，研究围绕"是什么""为什么""怎么办"三个问题开展，切入点合理，理论基础丰富，方法多样、严密且合理，逻辑清晰。尽管本研究总体上验证了所提出的理论构思，但是仍有一些内容和方法上的局限，需要未来研究进一步提高。本研究有待改进之处和未来研究方向具体为：

第一，在城乡老年人体质健康差异的现状研究中，由于取样条件的限制，本部分研究取样局限于湖南省的长沙、益阳、湘西三地，地域有限，且老年人样本量相对较小，因此本部分研究成果能否推广到范围更广的地域中，还有待扩大区域和样本量来进一步验证城乡老年人体质健康差异的现状及特点。

第二，在城乡老年人体质健康差异的影响因素研究中，采用了横切面研究的方法来探讨城乡老年人体质健康差异的影响因素，这导致很难确定自变量和因变量之间的因果关系。如需作出个体因素、生活环境因素、生活形态因素及心理因素影响城乡老年人体质健康差异的严格因果归因，还需在未来研究中运用实验设计或者收集纵向数据，以最终确定二者之间的因果关系；而且，在研究城乡老年人体质健康差异的影响因素时，仅仅引入了老年人个体因素、生活环境因素、生活形态因素及心理因素，是否还有其他因素，例如成长经历、文化理念等，各因素之间是否会存在交互作用而导致城乡老年人体质健康差异的出现，值得未来探索，以进一步丰富城乡老年人体质健康差异的影响因素模型。

第三，在饮食指导结合体育锻炼干预研究中，干预的被试局限于长沙、益阳各选取的 60 名城镇、城乡结合区老年人，使得研究限制了所得结论的生态效度；其次，无论是饮食指导结合体育锻炼群体干预，还是饮食指导结合体育锻炼印刷品干预，二者都是采用群体方式进行数据统计，未顾及城镇、城乡结合区老年人的个别差异，未来研究可加入个别化资料，进行质的分析；最后，在研究工具方面，本部分研究使用量表收集实验组和控制组被试的前后测生活质量资料，所得结果可能受到老年人当时身心状况的影响。若能加入对被试的访谈，并进行内容分析，则能更进一步了解被试生活质量背后的意义。因此，未来在研究工具上应扩展生活质量测量工具，或者能兼具量化与质化研究取向的优点，将更能了解两种干预的效果，同时未来应对其他干预方式进行积极探索。

第四，在计划性锻炼课程干预研究中，从干预实施对象来看，由于仅在长沙、益阳各选取 60 名存在身体机能与素质指标突出的农村老年人，使得被试的代表性存在局限，从而限制了所得实验结论的推论性。而且，本研究实施的计划性锻炼课程干预参考鲍泓宇（2022）、吴信坪（2021）、张弘（2018）的干预方案，未来研究可以与其他干预相结合，例如社区生活方式教育和锻炼促进干预（Blocker et al.，2020）、疼痛神经科学教育课程与锻炼相结合的干预（Heleno et al.，2021）等，或者自设计划性锻炼课程干预方案，从而探讨不同的锻炼课程干预模式对于农村老年人可能会产生不同的干预效果；同时，随着锻炼课程干预研究的发展，未来应对其他干预方式进行积极探索，尤其是体育锻炼、心理以及生活方式等的协同干预促进，以便进一步比较不同干预方式的干预效能。

参 考 文 献

[1] 鲍泓宇，2022．社区多元运动课程对高龄者功能性体适能与健康老化之影响
　　[D]．台湾省云林县：国立云林科技大学．

[2] 毕绪慧，2016．滨州市城乡结合部小学学校体育开展情况的研究［D］．北
　　京：首都体育学院．

[3] 曹忠格，2020．体育舞蹈锻炼对老年人主观幸福感及心理健康的影响研究：
　　以南昌市老年大学为例［D］．南昌：江西师范大学．

[4] 车丽，2019．连云港市初中生体质城乡对比研究［D］．南京：南京体育学院．

[5] 陈长洲，王红英，项贤林，等，2019．美国体育素养战略计划的特点及启示
　　[J]．体育学刊，26（2）：96－104．

[6] 陈聪，胡元佳，王一涛，2012．人口老龄化对我国卫生费用的影响［J］．中
　　国卫生统计，29（3）：430－432．

[7] 陈精文，2021．2015—2019 年清华附中上地小学五年级学生体质健康监测数
　　据动态特征研究［D］．北京：首都体育学院．

[8] 陈力，2019．山西省老年人体质健康状况及影响因素研究［D］．武汉：武汉
　　理工大学．

[9] 陈明达，于道中，1993．实用体质学［M］．北京：北京医科大学和中国协
　　和医科大学联合出版社．

[10] 陈明华，郝国彩，2014. 中国人口老龄化地区差异分解及影响因素研究 [J]. 中国人口·资源与环境，24（4）：138－143.

[11] 陈涛，2016. 网球运动对老年人身体健康及生活满意度影响的实验研究 [D]. 成都：成都体育学院.

[12] 陈孝萍，2020. 赣州市 13～18 岁中学生体质健康状况及影响因素研究 [D]. 南昌：江西师范大学.

[13] 陈亚东，2020. 安徽省社区智慧体育服务系统构建与推进策略研究 [D]. 北京：北京体育大学.

[14] 陈以俊，2020. 健脑运动介入对于不同城乡女性高龄者体适能与视觉反应能力之效益 [D]. 台湾省台南市：国立成功大学.

[15] 陈峥，刘瑞峰，2016. 基于关键词共词分析的老年人体质热点研究 [J]. 体育科技文献通报，24（9）：147－149.

[16] 谌晓安，2017. 2014 年和 2010 年武陵山区老年人体质状况比较 [J]. 中国老年学杂志，37（13）：3325－3327.

[17] 成刚，杜思慧，陈瑾，等，2021. 青少年体重影响学业成绩吗：来自中国教育追踪调查的经验证据 [J]. 湖南师范大学教育科学学报，20（2）：64－74.

[18] 程俊瀚，2020. 世居高原、亚高原老年人体质健康特征分析及影响因素研究 [D]. 兰州：西北师范大学.

[19] 崔振海，2000. 中、美两国体质研究的比较 [J]. 苏州职业大学学报 4：36－38.

[20] 代俊，王辰辰，2014. 上海市不同城乡 60～69 岁老年人体力活动与体质状况的比较研究 [J]. 南京体育学院学报（社会科学版），28（5）：72－78.

[21] 邓春凤，田银生，2018. 近 30 年来我国城乡结合部乡村研究进展及启示 [J]. 华中建筑，36（6）：87－90.

[22] 丁宁，2019. 中国特色城乡关系：从二元结构到城乡融合的发展研究 [D]. 长春：吉林大学.

[23] 丁小歌，2020．"全民健身"背景下我国农村老年体育的发展研究 [J]．社会体育学，20：173－174，177．

[24] 窦正毅，朱晓东，李翠霞，等，2015．广西 60～69 岁老年人高血压现状及危险因素分析 [J]．体育科技，36（3）：44－45．

[25] 杜守猛，2021．体育干预对初中生锻炼坚持性和手机依赖的影响研究 [D]．青岛：青岛大学．

[26] 范超群，2016．城镇成年人体质健康综合评价理论构建与应用研究 [D]．北京：北京体育大学．

[27] 范卉颖，2021．健康促进视域下初中校园体育活动强度水平的研究：以上海市为例 [D]．上海：上海体育学院．

[28] 付近梅，陶蕾，2016．江西省老年人心血管机能相关体质的城乡差异研究 [A]．第一届"全民健身，科学运动"学术交流大会论文集．

[29] 盖正，2011．体育干预对留守儿童社会适应危机的实验研究 [D]．湘潭：湖南科技大学．

[30] 高帆，2007．中国各省区二元经济结构转化的同步性：一个实证研究—兼论地区经济结构转变与经济增长差距的关联性 [J]．管理世界，9：27－36．

[31] 高小明，郭剑雄，2020．城乡经济结构转型的国际经验及启示 [J]．经济纵横，1：123－132．

[32] 高晓蓉，2021．拉丁舞训练改善老年人认知功能的实验研究 [D]．北京：首都师范大学．

[33] 高杨，平智广，裴晓婷，等，2020．2009 年中国中老年人群慢性病共病现状及相关因素的多重对应分析 [J]．卫生研究，49（5）：844－849．

[34] 龚甫哲，龚震宇，2019．2008—2017 年美国城市和农村成年人体育锻炼达标率的变化趋势 [J]．疾病监测，34（11）：93－94．

[35] 郭方鹏，2020．城市与农村居民慢性病相关行为与生活方式对比分析．慢性病学杂志，21（1）：31－34．

[36] 郭文，2012．大学生体质健康突出问题的现状、影响因素及其干预实验研

究 ［M］. 杭州：浙江大学出版社.

［37］郭文，曹蕾，陈志鹏，2012. 不同运动干预对体质健康突出问题大学生体质健康、运动愉悦感与规律运动的影响 ［J］. 武汉体育学院学报，46（3）：91－96.

［38］郭玉凤，周鸿雁，李小华，等，2016. 2014 年常德市老年人体质监测报告 ［J］. 当代体育科技，6（25）：136－137，139.

［39］国务院发展研究中心"中国特色城镇化的战略和政策研究"课题组，2010. 城乡空间边界划分的国际经验及启示 ［J］. 中国发展观察，7，54－58.

［40］韩磊磊，周李，王艳艳，等，2020. 跨领域合作视角下中国体医融合的路径选择 ［J］. 武汉体育学院学报，54（9）：5－9，15.

［41］韩振勇，2021. 1985—2014 年中国汉族 7～18 岁学生身体素质纵向分析 ［J］. 体育科技，42（1）：73－75.

［42］郝树源，2002. 论体质与健康 ［J］. 体育学刊，9：125－127.

［43］何仲恺，2002. 体质的概念及其健康的关系 ［J］. 体育科学，2：37－38.

［44］和红，谈甜，王和舒琦，2020. 子女支持对城乡老年人身心健康的影响研究：基于中国老年社会追踪调查 2014 年数据的实证分析 ［J］. 人口与发展，26（4）：35－42，13.

［45］洪家云，2004. 我国老年人体质调查与分析 ［J］. 体育科学，24（4）：45－47.

［46］胡芳芳，张娇，高兆溶，等，2021. 城乡社区低龄老人体育锻炼与心理健康的关系 ［J］. 中国心理卫生杂志，35（9）：739－744.

［47］胡坤，2021. "健康老龄化"视角下老年人体育锻炼与生活满意度：社会支持的中介效应 ［D］. 重庆：西南大学.

［48］胡扬，2018. 从体医分离到体医融合：对全民健身与全民健康深度融合的思考 ［J］. 体育科学，38（7）：10－11.

［49］黄福成，2021. 上海市老年人公共体育服务需求与供给研究：以徐汇区为例 ［D］. 长春：吉林体育学院.

［50］黄俊尧，2022. 城乡融合发展政策的分析与思考：以浙江杭州、嘉兴和温州的相关政策为例 ［J］. 北京行政学院学报，3：61－68.

[51] 黄天云，2017. 长春市 60～69 岁老年人体质状况的调查研究 [D]. 长春：吉林体育学院.

[52] 黄亭瑜，2015. 比较团体运动与计步器介入对于社区长者之体适能改善成效 [D]. 台湾省台北市：国立阳明大学.

[53] 黄锡生，王中政，2021. 论城乡融合发展的双重逻辑及制度统合 [J]. 现代经济探讨，5：1－9.

[54] 季浏，2006. 体育锻炼与心理健康 [M]. 上海：华东师范大学出版社.

[55] 季浏，孙麒麟，2001. 体育与健康 [M]. 上海：华东师范大学出版社.

[56] 贾仁宾，2021. 城乡初级中学体育教学环境的分析研究：以鹤壁市为例 [D]. 北京：首都体育学院.

[57] 贾三刚，乔玉成，2021. 体医融合：操作层面的困境与出路. 体育学研究，35（1）：29－35.

[58] 焦峰，刘弘晟，曾志金，等，2022. 有氧运动联合认知刺激疗法对阿尔茨海默病患者认知和生活质量的影响 [J]. 中国老年学杂志，42（1）：87－90.

[59] 金海丽，孙淑芬，2021. 膳食营养联合运动疗法对老年糖尿病治疗的临床价值 [J]. 糖尿病新世界，24（12）：36－39.

[60] 金尚璐，2020. 规律运动对低龄老年健康相关生命质量的影响 [D]. 天津：天津体育学院.

[61] 景怀国，肖徽样，关乔友，2021. 广东省大学生体质健康状况动态研究 [J]. 当代体育科技，11（5）：138－153.

[62] 赖晓红，许洋洋，陈谦，2020. 生活方式对城区老年人群健康体适能的影响 [J]. 广州体育学院学报，40（6）：107－110，124.

[63] 冷建全，2020. 归因视角下的老年体育锻炼风险致因研究 [D]. 曲阜：曲阜师范大学.

[64] 李昂，2020. MTT 对老年人肌力、耐力、平衡和柔韧性的影响研究 [D]. 武汉：武汉体育学院.

[65] 李宝国，缪柯，2017. 新疆地区青少年体质健康促进的管理模式研究 [J].

广州体育学院学报，37（5）：10—14.

[66] 李超，2020. 淄博市小学手球运动员近五年体质健康发展趋势的研究［D］.
济南：山东体育学院.

[67] 李成轩，2015. 基于国民体质监测的武汉市老年人体质状况的比较研究
［D］. 武汉：华中师范大学.

[68] 李诚，雷艳娟，余勇平，2020. 梅州市中小学生 2015—2018 年体质健康的
动态分析［J］. 体育科技文献通报，28（9）：123—126.

[69] 李刚，2009. 吉林省大学生体质健康发展现状及对策研究［D］. 长春：东
北师范大学.

[70] 李海磊，2021. 强制性运动干预配合任务导向性训练对脑卒中恢复期老年患
者运动耐力及跌倒效能的影响［J］. 中国老年学杂志，41（5）：1006—1009.

[71] 李昊，张昭，杨晓维，2019. 老年人健康冲击是否挤出家庭教育支出？基
于医疗支出的中介效应检验［J］. 教育与经济，35（6）：46—56.

[72] 李宏洁，2020. "互联网＋"背景下农村老年人积极老龄化干预方案的构建
与效果评价［D］. 郑州：郑州大学.

[73] 李鸿宜，钱章铨，何立，等，2021. 西安某高校 2005—2018 年新生体质状
况［J］. 中国学校卫生，42（2）：299—301.

[74] 李璟圆，梁辰，高璨，等，2019. 体医融合的内涵与路径研究：以运动处
方门诊为例［J］. 体育科学，39（7）：23—32.

[75] 李庆学，张淑芳，马春莲，等，2017. 武汉市 60～69 岁老年人身体形态城
乡对比调查研究［J］. 体育科技，38（1）：89—90，93.

[76] 李莎，2016. 四川省 60～69 岁老年人体质现状：基于 2014 年体质监测数
据的分析［D］. 成都：成都体育学院.

[77] 李莎莎，2021. 老年劳动参与对健康不平等的影响：基于 RIF-OB 分解
［D］. 北京：北京交通大学.

[78] 李实，陈基平，滕阳川，2021. 共同富裕路上的乡村振兴：问题、挑战与
建议［J］. 兰州大学学报（社会科学版），49（3）：37—46.

［79］李亚琦，2017．郑氏三体式站桩对老年女性下肢肌力和跌倒风险的影响
　　　［D］．成都：成都体育学院．

［80］李英梅，2019．社会生态学视角下大学生体质健康促进的模式构建：以青
　　　岛市高校为例［D］．青岛：中国石油大学．

［81］李玉磊，2019．居住区域对老年人健康的影响研究：基于生活方式为中介
　　　变量的考察［D］．西安：陕西师范大学．

［82］梁德清，1994．高校学生应激水平及其与体育锻炼的关系［J］．中国心理
　　　卫生杂志，8（1）：5—6．

［83］梁思雨，杨光，赵洪波，2021．体医融合视域下青少年身体姿态健康促进
　　　研究［J］．沈阳体育学院学报，40（4）：8—14．

［84］梁月红，马利刚，2021．长期运动锻炼对老年人肌肉衰减症状的干预作用
　　　［J］．中国老年学杂志，41（16）：3460—3462．

［85］林俊达，2019．12周运动指导对社区高龄者下肢体适能及平衡能力之研究
　　　［D］．台湾省彰化县：国立彰化师范大学．

［86］林玲，张子辰，张韵秋，等，2021．蚌埠市城乡老年人营养状况及饮食行
　　　为调查分析［J］．蚌埠医学院学报，46（5）：666—668，672．

［87］林育如，2016．团体运动介入对社区老年人健康体能的成效探讨［D］．台
　　　湾省台中市：中台科技大学．

［88］刘东海，夏国军，1999．对体质概念现状及其内涵的再探讨［J］．体育学
　　　刊，5：83—86．

［89］刘国洪，2005．体育锻炼与体质［J］．广西梧州师范高等专科学校学报，
　　　3：65—67．

［90］刘海平，汪洪波，2019．"体医融合"促进全民健康的分析与思考［J］．首
　　　都体育学院学报，31（5）：454—458．

［91］刘军豪，牛红艳，李冉，2021．30％LCD饮食联合抗阻—有氧运动对老年
　　　2型糖尿病患者血糖稳定性及血脂水平的影响［J］．临床护理杂志，20
　　　（2）：12—15．

［92］刘立光，2021. 老年人越健康，生活越满意？来自 2014 年 CLHLS 数据年龄、城乡与性别的检验［J］. 石家庄铁道大学学报（社会科学版），15（2）：45—51.

［93］刘敏，周子玉，马晓卫，等，2021. 超重肥胖老年女性下肢肌力及平衡能力的运动干预实验研究［J］. 武汉体育学院学报，55（6）：95—100.

［94］刘素静，曹永庆，赵志强，2009. 河北省城乡 60～69 岁男性老年人体质状况的比较研究［J］. 河北体育学院学报，23（5）：88—90.

［95］刘小俊，2010. 体育强国视阈下我国群众体育的发展［J］. 体育与科学，31（3）：69—72，103.

［96］刘晓娜，张华，赵根明，等，2015. 我国慢性病预防与控制发展历程［J］. 公共卫生与预防医学，26（2）：79—83.

［97］刘亚云，2001. 对体质的理性认识［J］. 体育学刊，1：62—64.

［98］刘颖，王月华，2021. 基于 SFIC 模型的我国体医融合推进困囿与纾解方略［J］. 沈阳体育学院学报，40（4）：1—7，41.

［99］卢金邦，2018. 基于体质健康促进视域下的大学生体质健康云管理模式研究［D］. 兰州：兰州大学.

［100］陆杰华，郭冉. 基于地区和社区视角下老年健康与不平等的实证分析［J］. 人口学刊，2017，39（2）：57—67.

［101］吕秀娟，2020. 构建"体医融合"模式下社区体质测控服务体系［J］. 湖北体育科技，39（1）：32—35.

［102］罗会强，吴侃，钱佳慧，等，2017. 家庭支持对我国老年人身心健康影响的城乡差异研究［J］. 四川大学学报（医学版），48（2）：263—267.

［103］罗健，2011. 健康是第一民生［J］. 新湘评论，10，28—29.

［104］罗鸣春，苏丹，2008. 国外健康促进政策对我国心理健康服务体系建设的启示［J］. 西南大学学报（社会科学版），34（5）：48—53.

［105］马红梅，2019. 健康中国视域下甘肃省城乡群众体育资源优化配置的研究［D］. 牡丹江：牡丹江师范学院.

[106] 马思远，2021. 我国体育锻炼标准的制度化历程与功能嬗变 [J]. 首都体育学院学报，33（5）：481－487.

[107] 缪琴，缪英，张片红，等，2020. 营养指导联合运动干预在社区老年肥胖性肌肉衰减综合征患者中的应用效果 [J]. 中华现代护理杂志，26（15）：2046－2049.

[108] 南喜茹，符少华，吕艳丽，2018. 饮食护理及呼吸功能锻炼对老年慢性阻塞性肺疾病患者生活质量的影响 [J]. 中西医结合心血管病电子杂志，6（15）：108－109.

[109] 倪国新，邓晓琴，徐玥，等，2020. 体医融合的历史推进与发展路径研究 [J]. 北京体育大学学报，43（12）：22－34.

[110] 潘悆，余明众，林黛茜，等，2020. 福建省老年人高血压患病情况调查及相关因素分析 [J]. 中华高血压杂志，28（9）：840－846.

[111] 彭国强，舒盛芳，2016. 美国运动健康促进服务体系及其对健康中国的启示 [J]. 体育与科学，37（5）：112－120.

[112] 蒲西安，2014. 国内外国民体质监测研究现状 [J]. 浙江体育科学，5：61－65.

[113] 冉德丽，2018. "健康中国"背景下农村老年体育参与现状及对策研究：以黑龙江省延寿县为例 [D]. 大连：辽宁师范大学.

[114] 阮福华，2020. 城乡初中学生运动参与现状的比较研究：以福建省龙海市为例 [D]. 漳州：闽南师范大学.

[115] 沈贤，2014. 苏州市 70 岁及以上老年人体质状况与生活质量的调查与研究 [D]. 苏州：苏州大学.

[116] 沈雁鹏，2020. 农村老年易跌倒人群体质特征研究 [J]. 中医临床研究，12（33）：139－140，143.

[117] 沈圳，胡孝乾，仇军，2021. 健康中国战略下"体医融合"的关键影响因素：基于解释结构模型的分析 [J]. 首都体育学院学报，33（1）：31－39.

[118] 盛爱萍，周标，王憶，等，2017. 农村老年慢性病患者综合老年评价的干预效果简 [J]. 中国老年学杂志，37（16）：4127－4130.

[119] 施金豆，2016. 云南师范大学教职工体质健康与运动处方干预个案研究 [D]. 昆明：云南师范大学.

[120] 石玺传，2019. 运动干预对南宁城市社区老年人体质健康促进的研究 [D]. 南宁：广西民族大学.

[121] 史欣然，安美静，陈天娇，等，2021. 饮奶行为在家庭社会经济状况与儿童青少年体重指数间的中介作用 [J]. 北京大学学报（医学版），53（2）：308－313.

[122] 司琦，陈红玉，刘海群，等，2010. 促进弱势群体参与体育锻炼的干预研究：以听力残疾学生为例 [J]. 体育科学，30（7）：32－41.

[123] 司琦，汪霖之，朱美丽，等，2017. 促进青少年参与校内课外身体活动的干预有效性和持续性检验：基于社会生态模型 [J]. 天津体育学院学报，32（5）：382－329.

[124] 孙家梁，2021. 婚姻状况对我国老年人口健康的影响研究：基于 2015 年 CGSS 数据调查的实证研究 [D]. 长春：吉林大学.

[125] 孙庆祝，容仕霖，2001. 人体体质测量与评价 [M]. 北京：高等教育出版社.

[126] 孙全洪，常德胜，2004. 陕西省中、小学学生体质健康现状的分析 [J]. 体育科学，5：67－77.

[127] 谭华，1995. 论中国古代的健康观 [J]. 四川体育科学，2：1－4.

[128] 檀学文，2018. 贫困村的内生发展研究：皖北辛村精准扶贫考察 [J]. 中国农村经济，11：48－63.

[129] 汤国杰，2006. 大众体育锻炼行为研究综述 [J]. 浙江体育科学，28（6）：27－29，98.

[130] 唐菲，2016. 江苏省洪泽县成年居民体质现状监测结果与分析 [D]. 兰州：兰州大学.

[131] 陶然，2020. 基于健康促进理论的阅读方式设计研究 [D]. 无锡：江南大学.

[132] 汪辉，朱燕，闻剑飞，等，2017. 安徽省中学生体质健康状况及城乡对比分析 [J]. 南京体育学院学报（自然科学版），16（2）：128－133.

[133] 汪晓赞，郭强，金燕，等，2014. 中国青少年体育健康促进的理论溯源与框架构建 [J]. 体育科学，34（3）：3－14.

[134] 汪涯海，2021. 中老年人体育锻炼、生命意义感、运动热情的关系研究 [D]. 昆明：云南师范大学.

[135] 王丹丹，2017. 克拉玛依市某社区老年人健康现况及对策研究 [D]. 乌鲁木齐：新疆医科大学.

[136] 王富百慧，江崇民，王梅，等，2015. 中国成年女性体育锻炼行为代际变化特征及影响因素研究 [J]. 体育科学，35（9）：24－34.

[137] 王富百慧，王梅，冯强，等，2019. 分层与共性：我国社区居民体育锻炼特点及影响因素研究 [J]. 中国体育科技，55（1）：13－21.

[138] 王健，何玉秀，2010. 健康体适能. 高等教育出版社.

[139] 王婧，赵丽云，于冬梅，等，2019. 2010—2012 年中国 60 岁及以上居民营养状况及其影响因素 [J]. 卫生研究，48（2）：200－207.

[140] 王静，2012. 美国德克萨斯州儿童青少年肌肉体质健康状况及影响因素研究 [D]. 上海：华东师范大学.

[141] 王静贤，张爱莲，董小燕，2019. 山西省城乡老年人生命质量影响因素 [J]. 中国老年学杂志，39（5）：1217－1220.

[142] 王磊，方哲红，占叶俊，2015. 丽水市城乡老年人体质现状对比分析 [J]. 体育科技，36（6）：109－110.

[143] 王莉华，高亮，2020. 太极拳锻炼对老年人 COPD 患者干预效果的 Meta 分析 [J]. 广州体育学院学报，40（6）：95－101.

[144] 王丽岩，冯宁，王洪彪，等，2017. 中老年人邻里建成环境的感知与体力活动的关系 [J]. 沈阳体育学院学报，36（2）：67－71.

[145] 王敏，2018. 广东省城乡 13～18 岁青少年体质健康现状比较研究 [J]. 广州体育学院学报，38（4）：105－107，120.

[146] 王庆华，于泽漾，张梦琳，等，2019. 手指操锻炼和饮食干预对老年痛风性关节炎病人康复效果的影响 [J]. 卫生职业教育，37（5）：140－142.

[147] 王涛，2020. 新时代背景下天津市城乡小学生体质健康状况及对策研究 [D]. 天津：天津体育学院.

[148] 王玺博，2019. 社区老年高血压患者衰弱的发生情况及其与体质指数的相关性 [J]. 广西医学，41（17）：2249－2250，2261.

[149] 王祥全，王晓峰，冯志刚，2017. 城乡 60～69 岁老年人身体形态、功能指标比较 [J]. 中国老年学杂志，37（23）：5964－5965.

[150] 王羽晗，2014. "以自我管理为主，家庭、社区支持为辅"的干预模式对农村慢病老年人群健康促进的效果研究 [D]. 唐山：河北联合大学.

[151] 王韵璘，陈泓伯，陈洁如，等，2020. 基于微信的居家运动干预在老年膝关节骨关节炎患者中的应用效果 [J]. 中华现代护理杂志，26（27）：3788－3794.

[152] 王占坤，2013. 老龄化背景下浙江老年人体育公共服务需求与供给的实证研究 [J]. 中国体育科技，49（6）：70－80.

[153] 魏勇，2001. 体适能－学校体育的核心概念（上）[J]. 体育教学，11，64.

[154] 邬沧萍，1999. 社会老年学 [M]. 北京：中国人民大学出版社.

[155] 邬沧萍，杜鹏，2012. 老龄社会与和谐社会 [M]. 北京：中国人口出版社.

[156] 吴本连，季浏，2012. 体育自主学习影响学习不同项群大学生体质健康的实验研究 [J]. 武汉体育学院学报，46（5）：97－100.

[157] 吴晨曦，2015. 高中生体育锻炼与身体意象、社会自我效能感的关系研究 [D]. 南昌：江西师范大学.

[158] 吴凡凡，2020. 初级医疗保健机构咨询服务对社区老年人体育锻炼干预的效果评价 [D]. 保定：河北大学.

[159] 吴涵，2020. 基于说服式模型的城市社区老年人体力活动干预研究 [D]. 上海：上海体育学院.

[160] 吴姜月，徐意坤，茅菊兰，等，2021. 新型城镇化背景下江苏省城乡老年体育生活方式的发展 [J]. 当代体育科技，11（2）：169－171.

［161］吴萍，2009．中外国民体质研究的历史、现状及展望［J］．沈阳体育学院学报，28（3）：70－73．

［162］吴斯娴，2018．阴瑜伽运动对 60～65 岁女性体质、心率变异性的影响［D］．大连：辽宁师范大学．

［163］吴信坪，2021．计划性运动课程对高龄者活动能力与心情之影响［D］．台湾省台北市：台北市立大学．

［164］吴艳，杨建全，2017．运动疗法联合西药、膳食营养对老年糖尿病患者负性情绪和依从性的影响［J］．中国老年学杂志，37（15）：3756－3458．

［165］习近平，2020．习近平谈治国理政（第三卷）［M］．北京：外文出版社．

［166］席玉宝，2001．体育教学、体育锻炼、运动训练、运动竞赛的概念、地位和关系［J］．天津体育学院学报，16（1）：62－65．

［167］夏小慧，张社平，郑慧芳，等，2021．KDL 课程对儿童基本运动技能及体质健康水平的影响［J］．体育学刊，28（6）：105－110．

［168］夏艳霞，2020．老年人群肥胖与肌少症的相关性及有氧运动对老年肥胖肌少症的影响［D］．武汉：武汉体育学院．

［169］夏征农，1979．辞海缩印本［M］．上海：上海辞书出版社．

［170］向政，周舟，2019．湖北省贫困山区老年高血压患病因素结构方程模型［J］．中国老年学杂志，39（1）：216－218．

［171］谢开云，2020．膳食结构和血糖负荷食物交换法对老年糖尿病患者的血糖控制效果研究［J］．中国预防医学杂志，21（6）：632－635．

［172］谢薇薇，2019．湘中地区养老院老人心理健康现状与体育锻炼干预的实验研究［D］．吉首：吉首大学．

［173］谢云，2020．三种划分标准下城市居民居家体育锻炼方式的抉择：基于突发公共卫生事件［J］．北京体育大学学报，43（3）：92－97．

［174］熊超，2016．武巧市老年人体质与体育生活方式现状研究［D］．武汉：华中师范大学．

［175］熊欢，2021．我国女性运动健康促进策略与路径研究［J］．体育学刊，28

（3）：55－62.

[176] 徐宇丹，2011. 河南省城乡老年人体质健康比较研究 [J]. 长春理工大学学报，6 (8)：116－117，153.

[177] 徐子艺，2018. 我国老年人体育健身活动现状调查研究 [D]. 成都：成都体育学院.

[178] 许斌，2002. 当代中国城乡关系变革：由隔绝到开放的难度和向度分析 [D]. 北京：中共中央党校.

[179] 许彩会，2018. 老年人功能性体适能城乡比较研究 [D]. 南京：南京师范大学.

[180] 许义红，念其滨，邱洪，等，2021. 低糖饮食对老年肠易激综合征影响的机制研究 [J]. 中国微生态学杂志，33 (12)：1391－1397.

[181] 薛珊，2021. 饮食日记管理对老年食管癌术后出院患者营养状况的影响 [D]. 石家庄：河北医科大学.

[182] 薛雅文，2016. 江苏省中小学学生体质健康指标参考曲线研究 [D]. 南京：南京师范大学.

[183] 杨贵仁，2005. 学生体质健康泛教育论 [D]. 福州：福建师范大学.

[184] 杨继星，陈家起，2019. 体医融合的制约因素分析及路径构建 [J]. 体育文化导刊，4：18－23.

[185] 杨强，2015. 体育与相关产业融合发展的路径机制与重构模式研究 [J]. 体育科学，35 (7)：3－9.

[186] 杨太吉，2018. 论体质与健康体适能概念及关系 [J]. 当代体育科技，8 (16)：178－179.

[187] 杨文轩，季浏，2012. 义务教育体育与健康课程标准（2011 年版）解读 [M]. 北京：高等教育出版社.

[188] 杨向军，郭修金，2022. 城乡体育融合发展的历史契机、内在机理及路径选择 [J]. 体育学研究，36 (2)：65－74.

[189] 叶兴庆，徐小青，2014. 从城乡二元到城乡一体：我国城乡二元体制的突

出矛盾与未来走向 [J]. 管理世界，9：1—12.

[190] 易莹莹，孙冒宇，2022. 代际支持对城乡老年人多维贫困影响的比较研究 [J]. 人口与社会，38（3）：36—50.

[191] 于道中，赵崇祺，1982. 关于《国家体育锻炼标准》年龄分组及标准制定方法的研究 [J]. 广州体育学院学报，1：45—54.

[192] 于洪军，冯晓露，仇军，2020. "健康中国" 建设视角下 "体医融合" 研究的进展 [J]. 首都体育学院学报，32（6）：10—17.

[193] 余清，秦学林，2018. 体医融合背景下运动康复中心发展困境及对策分析 [J]. 体育与科学，39（6）：24—30.

[194] 喻兵，2019. 基于多维度特征的饮食干预方法研究 [D]. 湘潭：湘潭大学.

[195] 袁爱国，陈松娥，雷雨，等，2013. 湖南邵阳城乡老年人身体形态状况的对比研究 [J]. 邵阳学院学报（自然科学版），10（3）：68—72.

[196] 袁爱国，雷雨，陈松娥，等，2015. 邵阳城乡老年人身体机能与素质状况的对比研究 [J]. 邵阳学院学报（自然科学版），12（3）：48—54.

[197] 曾承志，2007. 健康概念的历史演进及其解读 [J]. 北京体育大学学报，30（5）：618—619，622.

[198] 曾及恩，杨明发，2019. "体医结合" 与 "体医融合" 关系辨析 [J]. 青海师范大学学报（自然科学版），35（1）：95—98.

[199] 翟羽佳，郭谈，尤海菲，等，2014. 国际健康城市计划的理论与实践 [J]. 医学与哲学（A）：35（7）：50—53.

[200] 翟振武，李龙，2014. 老年标准和定义的再探讨 [J]. 人口研究，38（6）：57—63.

[201] 詹婧，赵越，2018. 身体健康状况、社区社会资本与单位制社区老年人主观幸福感 [J]. 人口与经济，228（3）：71—84.

[202] 张爱红，2016. 中西方古代社会健康观念的比较 [A]. 全国体育社会科学年会论文集.

[203] 张保国，王小迪，张庆来，等，2016. 基于国民体质监测数据的淄博市老年人体质状况及生活方式 [J]. 中国老年学杂志，36 (23)：5986－5988.

[204] 张潮，2017. 大数据背景下国民体质监测工作实施现状与对策研究 [D]. 北京：北京体育大学.

[205] 张帆，仇军，2015. 健康社会学的研究前沿 [J]. 北京体育大学学报，38 (8)：80－87.

[206] 张帆，蒋琴华，王竹影，等，2019. 核心肌群锻炼提升老年人功能性体能与平衡能力 [J]. 中国老年学杂志，39 (14)：3429－3432.

[207] 张飞，2021. 安徽省市域城乡义务教育一体化发展研究 [D]. 昆明：云南师范大学.

[208] 张海娇，2021. 八段锦联合抗阻训练在农村老年女性下肢肌力锻炼中的效果观察 [D]. 石家庄：河北医科大学.

[209] 张鹤，2019. 基于 G-formula 模型的中国中老年人认知功能障碍的模拟干预研究 [D]. 厦门：厦门大学.

[210] 张弘，2018. 多元性运动课程对高龄者功能性体适能成效之研究：以云林县土库乐龄学员为例 [D]. 台湾省嘉义县：国立中正大学.

[211] 张甲秀，徐峰鹏，庞德豪，2021. 广场舞对女性老年人体质、情绪及睡眠质量的影响 [J]. 体育科技文献通报，29 (8)：175－177.

[212] 张剑威，汤卫东，2018. "体医结合"协同发展的时代意蕴、地方实践与推进思路 [J]. 首都体育学院学报，30 (1)：73－77.

[213] 张静，2003. 营养教育与被动式膳食干预对社区中老年人脂代谢及其相关慢性病作用的研究 [D]. 南京：东南大学.

[214] 张军涛，游斌，朱悦，2021. 农村劳动力流动对城乡二元经济结构转化的影响：基于经济增长中介效应的分析 [J]. 经济问题探索，6：125－137.

[215] 张莉，2018. 面向公共政策的城乡划分与城镇人口统计 [J]. 城市发展研究，25 (6)：1－7.

[216] 张林，2020. 小组工作方法在社区老年人健康促进中的运用 [D]. 苏州：

苏州大学.

[217] 张瑞琪，2019．影响初中生参与校内课外身体活动的组织系统干预研究：基于社会生态模型［D］．浙江大学.

[218] 张薇，2021．内蒙古自治区青少年体质健康影响因素的 SEM 研究［D］．呼和浩特：内蒙古师范大学.

[219] 张兴奇，方征，2016．美国体质概念的嬗变及对我国体质研究的启示［J］．体育文化导刊，10：62－67.

[220] 张秀华，2005．中国老年人健康现状与老年人体育锻炼的研究综述［J］．温州师范学院学报，26（2）：103－107.

[221] 张学勇，沈体雁，朱成元，2014．大城市空间结构与形态演变机制研究：以北京市为例［J］．城市发展研究，21（2）：21－26.

[222] 张娅，2013．河北省城乡老年人体质状况调查研究［J］．科技信息，7：329，342.

[223] 张亿，2015．"校长挑战杯"青少年健康促进行动计划在紫竹小学应用的实验研究［D］．上海：华东师范大学.

[224] 张中豹，1998．体质概念现状的研究［J］．体育学刊，4：53－55.

[225] 赵天娥，2021．新时代城乡融合发展的多维审视［J］．行政论坛，28（4）：142－146.

[226] 赵晓光，2018．中日两国老年人体质健康状况的比较研究［J］．体育世界（学术版），12，186－187.

[227] 郑晓辉，曾晓彬，刘秋良，等，2006．古代健身教育思想与当代体育健康教育思想［J］．湘南学院学报，27（2）：119－121.

[228] 中国民体质监测系统课题组国家体育总局科教司，2000．中国国民体质监测系统的研究［M］．北京：北京体育大学出版社.

[229] 周婕，王莉，2019．知识宣教辅助饮食指导对老年 T2DM 患者的影响［J］．基因组学与应用生物学，38（1）：423－428.

[230] 周立，2016．新型城乡关系与中国的城镇化道路：对城乡二元结构本质问

题的再思考 [J]. 人民论坛·学术前沿，8：18－25.

[231] 周铭扬，谢正阳，张樱，等，2022. 乡村振兴战略下我国农村公共体育服务效能提升研究 [J]. 成都体育学院学报，48（1）：79－84.

[232] 周小琦，李芳，郭燕，等，2016. 武汉市城乡≥65岁老年人群超重、肥胖和中心性肥胖流行情况 [J]. 中国慢性病预防与控制，24（11）：808－811.

[233] 周晓娜，2017. 昆明市老年人口健康状况分析：基于城、镇、乡"六普"数据的分析 [D]. 昆明：云南大学.

[234] 周怡含，陈昊翔，彭志辉，2020. 兰州市60～69岁男性老年体育俱乐部人口体质测评研究 [J]. 体育科技，41（3）：68－70.

[235] 朱建江，2018. 城乡本质特征与未来发展图景 [J]. 社会科学，5：53－62.

[236] 朱丽丽，2017. 低盐饮食、低钠盐饮食对老年高血压患者动态血压水平的影响 [D]. 大连：大连医科大学.

[237] 朱琳，于洋，2018. 老年人运动健康促进新概念 [M]. 北京：世界图书出版公司.

[238] 朱生根，付近梅，李凌，等，2015. 2000—2010年江西省城镇老年男性体质健康动态分析研究 [J]. 四川体育科学，1：64－66.

[239] 朱政，2021. 中国9～17岁儿童青少年身体活动与体质健康的流行病学研究 [D]. 上海：上海体育学院.

[240] 朱智豪，2021. 运动锻炼对大学生自尊及其焦虑的干预效果 [D]. 上海：华中师范大学.

[241] 祝莉，王正珍，朱为模，2020. 健康中国视域中的运动处方库构建 [J]. 体育科学，40（1）：4－15.

[242] 邹吉玲，2020. 中国寒地东北城镇老年人体质特征与运动促进研究 [D]. 北京：北京体育大学.

[243] 邹一南，2020. 从二元对立到城乡融合：中国工农城乡关系的制度性重构 [J]. 科学社会主，3：125－130.

［244］邹志春，2011. 上海市青少年体质指标体系的初步建立与应用研究［D］.
上海：上海体育学院.

［245］左群，段梦双，吴凡凡，等，2018. 基于公共体育服务满意度的社区老年
人体育锻炼行为影响因素研究［J］. 沈阳体育学院学报，37（2）：
61－67.

［246］Aboelela S W，Larson E，Bakken S，et al.，（2007）. Defining interdisci-
plinary research：Conclusions from a critical review of the literature［J］.
Health Services Research，42（1）：329－346.

［247］American College of Sports Medicine，2015. Exercise and physical activity
for older adults［J］. Medicine and Science in Sports and Exercise，41：
1510－1530.

［248］Andrews S C，Parekh D，Brady B，et al.，2021. Associations between
planned exercise，walking，incidental physical activity，and habit
strength in older people：A cross-sectional study［J］. Journal of aging
and physical activity，29（6）：1－11.

［249］Arjuna T，Soenen S，Hasnawati R A，et al.，2017. A cross-sectional
study of nutrient intake and health status among older adults in Yogyakar-
ta Indonesia［J］. Nutrients，9（11）：1－21.

［250］Atar S，Hüner B，Güzelant A Y，et al.，2021. Comparison of the
Effects of Aerobic and Isokinetic Exercise Programs on Muscle Power，
Cardiovascular Fitness，and Quality of Life in Multiple Sclerosis Patients：
A Prospective，Randomized，Controlled Trial［J］. European Archives of
Medical Research，37（4）：244－253.

［251］Bammann K，Drell C，Lübs L L，et al.，2018. Cluster-randomised trial
on participatory community-based outdoor physical activity promotion pro-
grams in adults aged 65～75years in Germany：Protocol of the outdoor ac-
tive intervention trial［J］. BMC Public Health，18（1）：1－6.

[252] Bao J, Zhang K, Shi J, et al., 2020. Study on influence of exercise intervention on healthy physical fitness of elderly female [A]. AIP Conference Proceedings.

[253] Baquet G, 2006. Longitudinal follow-up of fitness during childhood: Interaction with physical activity [J]. Human Biology, 18 (1): 51—58.

[254] Barnes J A D, 2020. Interactive influence of familial appearance-related messages and family health climate on body satisfaction [D]. Unpublished Doctoral dissertation, University of Oklahoma.

[255] Bartkowiak S, Konarski J M, Strzelczyk R, et al., 2021. Physical fitness of rural polish school youth: Trends between 1986 and 2016 [J]. Journal of physical activity and health, 18 (7): 789—800.

[256] Barutcu A, Briasco E, Moon J, et al., 2021. Planned morning aerobic exercise in a fasted state increases energy intake in the preceding 24h [J]. European Journal of Nutrition, 60 (6): 3387—3396.

[257] Batsis J A, Naslund J A, Gill L E, et al., 2016. Use of a wearable activity device in rural older obese adults: A pilot study [J]. Gerontology Geriatric Medicine, 21 (2): 1—6.

[258] Batsis J A, Petersen C L, Clark M M, et al., 2021a. Feasibility and acceptability of a technology-based, rural weight management intervention in older adults with obesity [J]. BMC Geriatrics, 21 (1): 1—13.

[259] Batsis JA, Petersen C L, Clark M M, et al., 2021b. A weight-loss intervention augmented by a wearable device in rural older adults with obesity: A feasibility study. The journals of gerontology [J]. Series A, Biological sciences and medical sciences, 76 (1): 95—100.

[260] Batsis J A, Petersen C L, Cook S B, et al., 2020. A community-based feasibility study of weight-loss in rural, older adults with obesity [J]. Journal of Nutrition in Gerontology and Geriatrics, 39 (3—4): 192—204.

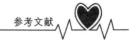

[261] Behzadnia B, Kiani A, Babaei S, 2020. Autonomy-supportive exercise behaviors promote breast cancer survivors' well-being [J]. Health Promotion Perspectives, 10 (4): 409—417.

[262] Belloc N, Breslow L, Hochstim J, 1971. Measurement of physical health in a general population survey [J]. American Journal of Epidemiology, 93 (5): 328—336.

[263] Bennett C G, Angel N, Hackney M E, 2020. Mismatch between subjective and objective motor improvements with adapted tango intervention in older adults [J]. Physiotherapy Research International, 25 (3): 1—10.

[264] Blocker E M, Fry A C, Luebbers P E, et al., 2020. Promoting Alzheimer's risk-reduction through community-based lifestyle education and exercise in rural America: A pilot intervention [J]. Kansas Journal of Medicine, 13: 179—185.

[265] Boekhout J M, Peels D A, Berendsen B, et al., 2019. A web-based and print-delivered computer-tailored physical activity intervention for older adults: pretest-posttest intervention study comparing delivery mode preference and attrition [J]. Journal of Medical Internet Research, 21 (8): 1—16.

[266] Borg G A V, 1982. Psychophysical bases of perceived exertion [J]. Medicine Science in Sports Exercise, 14 (5): 377—381.

[267] Bouchard C, Shephard R J, 1994. Physical activity, fitness and health: The model and key concepts [A]. Bouchard, C, Shephard, R. J. and Stephens, T. In: Physical activity, fitness and health (Eds.) [C]. International Proceedings and Consensus Statement. Champaign, Illinois: Human Kinetics, 77—88.

[268] Bruñó A, Escobar P, Ce Bolla A, et al., 2018. Home-exercise childhood obesity intervention: a randomized clinical trial comparing print versus web-based (move it) platforms [J]. Journal of Pediatric Nursing, 42: 79—84.

[269] Cancello R, Turroni S, Rampelli S, et al., 2019. Effect of short-term dietary intervention and probiotic mix supplementation on the gut microbiota of elderly obese women [J]. Nutrients, 11 (12): 1—16.

[270] Canli S, Ozyurda F, 2020. A multi-modal exercise intervention that improves cognitive function and physical performance, elderly with mobility-related disability: A randomized controlled trial [J]. The Journal of Sports Medicine and Physical Fitness, 60 (7): 1027—1033.

[271] Chang K V, Wu W T, Huang K C, et al., 2021. Effectiveness of early versus delayed exercise and nutritional intervention on segmental body composition of saprogenic elders: A randomized controlled trial [J]. Clinical Nutrition, 40 (3): 1052—1059.

[272] Chen H H, Chen H L, Lin Y T, et al., 2020. The Associations between functional fitness test performance and abdominal obesity in healthy elderly people: Results from the National physical fitness examination Survey in Taiwan [J]. International journal of environmental research and public health, 18 (1): 1—14.

[273] Chen N, Li, X, Wang J, et al., 2019. Rural-urban differences in the association between disability and body mass index among the oldest-old in China [J]. Archives of gerontology and geriatrics, 81: 98—104.

[274] Chung H K, Kim J H, Choi A, et al., 2022. Antioxidant-rich dietary intervention improves cardiometabolic profiles and arterial stiffness in elderly Koreans with metabolic syndrome [J]. Yenisei Medical Journal, 63 (1): 26—33.

[275] Ciprandi D, Bertozzi F, Zago M, et al., 2018. Associations between objectively measured physical activity levels and physical fitness and health-related quality of life in elderly women [J]. Sport Sciences for Health, 14 (1): 183—191.

[276] Clifford T, Hayes E J, Scragg J H, et al., 2020. The effects of a high-

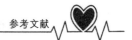

protein diet on markers of muscle damage following exercise in active older adults: A randomized, controlled trial [J]. International Journal of Sport Nutrition and Exercise Metabolism, 30 (5): 323—329.

[277] Cohen S A, Greaney M L, Sabik N J, et al., 2018. Assessment of dietary patterns, physical activity and obesity from a national survey: Rural-urban health disparities in older adults [J]. PLoS ONE, 13 (12): 1—15.

[278] Corbin C B, 1991. Concepts of physical fitness [M]. Kerper Boulevard, Dubuque: Wm. C. Brown Publishers.

[279] Danat I M, 2020. Risk factors and health effects of overweight and obesity in older adults [D]. Unpublished Doctoral dissertation, University of Wolverhampton.

[280] Deci E L, Ryan R M, 2000. The 'what' and 'why' of goal pursuits: Human needs and the self-determination of behavior [J]. Psychological Inquiry, 11: 227—268.

[281] DeLuca L, Toro-Ramos T, Michaelides A, et al., 2020. Relationship between age and weight loss in noom: Quasi-experimental study [J]. JMIR diabetes, 5 (2): 1—12.

[282] Deluga A, Kosicka B, Dobrowolska B, et al., 2018. Lifestyle of the elderly living in rural and urban areas measured by the FANTASTIC Life Inventory [J]. Annals of Agricultural and Environmental Medicine, 25 (3): 562—567.

[283] Dickey S B, Deatrick J, 2000. Autonomy and decision making for health promotion in adolescence [J]. Pediatric Nursing, 26 (5): 461—467.

[284] Ding L, Liang Y, Tan E C K, et al., 2020. Smoking, heavy drinking, physical inactivity, and obesity among middle-aged and older adults in China: Cross-sectional findings from the baseline survey of CHARLS 2011—2012 [J]. BMC public health, 20 (1): 1—9.

[285] Drenowatz C, Hinterkrner F, Greier K, 2020. Physical fitness in upper

Austrian children living in urban and rural areas: A cross-sectional analysis with more than 18,000 children [J]. International Journal of Environmental Research and Public Health, 17 (3): 1—12.

[286] Du P, Dong T Ji J, 2021. Current status of the long-term care security system for older adults in China [J]. Research on Aging, 43 (3—4): 136—146.

[287] Duclos M, Lacomme P, Lambert C, et al., 2022. Is physical fitness associated with the type of attended school? A cross-sectional analysis among 20.000 adolescents [J]. The Journal of sports medicine and physical fitness, 62 (3): 404—411.

[288] Eggenberger P, 2017. Interactive Cognitive-Motor Training in older adults: The extra boost for cognitive performance and brain function? [D]. Unpublished Doctoral dissertation, Swiss Federal Institute of Technology in Zurich.

[289] Ekúndayò O, Kosoko-Lasaki O, Smith J M, et al., 2020. Neighborhood characteristics and effects on physical activity in an urban minority community-application of Health Belief Model to findings from Creighton University Center for Promoting Health and Health Equity (CPHHE-REACH) initiative [J]. International Journal of Health Promotion and Education. 2020, 58 (4): 199—222.

[290] Evenson K R, Williamson S, Han B, et al., 2019. United States' neighborhood park use and physical activity over two years: The national study of neighborhood parks [J]. Preventive Medicine, 123: 117—122.

[291] Ezell J M, Hamdi S, Borrero N, 2021. Approaches to addressing non-medical services and care coordination needs for older adults [J]. Research on aging, 7: 1—11.

[292] Francis K T, 1999. Status of the year 2000 health goals for physical activity and fitness [J]. Physical Therapy, 79 (4): 405—414.

[293] Frehlich L, Christie C, Ronksley P, et al., 2021. The association be-

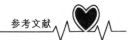

tween neighborhood built environment and health-related fitness: A systematic review protocol [J]. JBI Evidence Synthesis, 5: 1—9.

[294] Goyal A, Aslam N, Kaur S, et al., 2018. Factors affecting seasonal changes in blood pressure in north India: A population based four-seasons study [J]. Indian Heart Journal, 70 (3): 360—367.

[295] Greaney M L, Cohen S A, Ward-Ritacco C L, et al., 2019. Rural-urban variation in weight loss recommendations among us older adults with arthritis and obesity [J]. International Journal of Environmental Research and Public Health, 16 (6): 1—9.

[296] Greenberg J S, Dintiman G S, Myersoakes B, 1997. Wellness: Creating a life of health and fitnes [M]. Allyn and Bacon.

[297] Hanindriyo L, Widita E, Widyaningrum R, et al., 2018. Influence of residential characteristics on the association between the oral health status and BMI of older adults in Indonesia [J]. Gerodontology, 35 (3): 268—275.

[298] Hanssen-Doose A, Niessner C, Oriwol D, et al., 2021. Population-based trends in physical fitness of children and adolescents in Germany, 2003 - 2017 [J]. European Journal of Sport Science, 21 (8): 1204—1214.

[299] Harada K, 2022. Effectiveness, moderators and mediators of self-regulation intervention on older adults' exercise behavior: A randomized, controlled crossover trial [J]. International journal of behavioral medicine, 29: 1—17.

[300] Heleno E, Andias R, Silva A G, 2021. What do community-dwelling older adults with chronic pain value in a program of combined pain neuroscience education plus exercise? [J]. Patient Education Counseling, 104 (12): 3072—3078.

[301] Herrod P J J, Lund J N, Phillips B E, 2021. Time-efficient physical activity interventions to reduce blood pressure in older adults: A randomised controlled trial [J]. Age and Ageing, 50 (3): 980—984.

[302] Hewston P, Kennedy C, Ioannidis G, et al., 2022. Development of GERAS DANcing for Cognition and Exercise (DANCE): A feasibility study [J]. Pilot and feasibility studies, 8 (1): 879—884.

[303] Hodgkin S P, Warburton J, Hancock S, 2018. Predicting wellness among rural older Australians: A cross- sectional study [J]. Rural and remote health, 18 (3): 1—13.

[304] Hoeger W W K, Hoeger S A, 2015. Principles ahd labs for hitness and wellness [M]. UK: Cengage Learning.

[305] Howley E T, 2001. Type of activity: resistance, aerobic and leisure versus occupational physical activity [J]. Medicine and Science in Sports and Exercise, 75 (1): 25—30.

[306] Huang B, Xiao T, Grekousis G, et al., 2021. Greenness-air pollution-physical activity-hypertension association among middle-aged and older adults: Evidence from urban and rural China [J]. Environmental Research, 195: 1—10.

[307] Hughes W E, Kruse N T, Ueda K, et al., 2020. Dietary nitrate does not acutely enhance skeletal muscle blood flow and vasodilation in the lower limbs of older adults during single-limb exercise [J]. European Journal of Applied Physiology, 120 (6): 1357—1369.

[308] Jang I Y, Kim H R, Lee E, et al., 2018. Impact of a wearable device-based walking programs in rural older adults on physical activity and health outcomes: Cohort study [J]. JMIR mHealth and uHealth, 6 (11): 1—10.

[309] Jansons P, Dalla Via J, Daly R M, et al., 2022. Delivery of home-based exercise interventions in older adults facilitated by Amazon Alexa: A 12-week feasibility trial [J]. The Journal of Nutrition, Health Aging, 26 (1): 96—102.

[310] Ji T, Zhang L, Tang Z, et al., 2020. Prevalence of normal-weight obesity in community-dwelling Chinese older adults: results from the Beijing longitudinal study of aging [J]. Diabetes, Metabolic Syndrome and Obe-

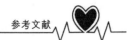
sity: Targets and Therapy, 13: 1611—1617.

[311] Jia X, Yu Y, Xia W, et al., 2018. Cardiovascular diseases in middle aged and older adults in China: the joint effects and mediation of different types of physical exercise and neighborhood greenness and walkability [J]. Environmental Research, 167: 175—183.

[312] Jiang H, Burström B, Chen J, et al., 2021. Rural-urban inequalities in poor self-rated health, self-reported functional disabilities, and depression among Chinese older adults: Evidence from the China health and retirement longitudinal study 2011 and 2015 [J]. International journal of environmental research and public health, 18 (12): 1—15.

[313] Jih J, Le G, Woo K, et al., 2016. Educational interventions to promote healthy nutrition and physical activity among older Chinese Americans: a cluster-randomized trial [J]. American Journal of Public Health, 106 (6): 1092—1098.

[314] Joo H Y, Park J Y, Rhyu H S, 2019. Effects of the senior welfare center exercise program on body shape, physical fitness level, and cardiovascular health-related factors in old man from Korean rural areas [J]. Journal of Exercise Rehabilitation, 15 (2): 282—286.

[315] Karthikayini S, 2019. Frailty and its correlates among elderly adults in rural and urban Puducherry: A community based cross-sectional study [J]. Journal of the Indian Academy of Geriatrics, 15 (4): 195—196.

[316] Kepper M M, Myers C A, Denstel K D, et al., 2019. The neighborhood social environment and physical activity: A systematic scoping review [J]. International Journal of Behavioral Nutrition and Physical Activity, 2019, 16 (1): 1—14.

[317] Kim J M, Bae Y J, 2020. Mineral intake status of community-dwelling elderly from urban and rural areas of South Korea: A cross-sectional study

based on Korean national health and nutrition examination survey，2013～2016 [J]. International Journal of Environmental Research and Public Health，17 (10)：1—16.

[318] Kinoshita T，Maruyama K，Yamamoto N，et al.，2021. The effects of dietary licorice flavonoid oil supplementation on body balance control in healthy middle-aged and older Japanese women undergoing a physical exercise intervention：A randomized，double-blind，placebo-controlled trial [J]. Aging clinical and experimental research，33 (11)：3099—3108.

[319] Kleinke F，Ulbricht S，Dörr M，et al.，2021. A low-threshold intervention to increase physical activity and reduce physical inactivity in a group of healthy elderly people in Germany：Results of the randomized controlled MOVING study [J]. PloS one，16 (9)：1—16.

[320] Komulainen P，Tuomilehto J，Savonen K，et al.，2021. Exercise，diet，and cognition in a 4-year randomized controlled trial：Dose-responses to exercise training (DR's EXTRA) [J]. The American Journal of Clinical Nutrition，113 (6)：1428—1439.

[321] KumariK，2019. Assessment of the nutritional status of the elderly and its correlates [J]. Indian Journal of Gerontology，33 (2)：130—141.

[322] Lair C K，Robien K，Inoue-Choi M，et al.，2016. Physical inactivity and risk of poor quality of life among elderly cancer survivors compared to women without cancer：The Iowa women's health study [J]. Journal of Cancer Survivorship，10 (1)：103—112.

[323] Lee T S，Hung C C，Lin C K，et al.，2019. Controlled randomized trial of walking exercise with positive education on cardiovascular fitness and happiness in retired older adults [J]. Geriatrics Gerontology International，19 (9)：879—884.

[324] Lee Y H，Liu C T，Shelley M C，et al.，2021. Regional and geograph-

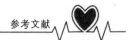

ical disparities in body mass index (BMI) among Chinese older adults: The Chinese longitudinal healthy longevity survey [J]. Journal of Applied Gerontology, 40 (9): 1116—1125.

[325] Li Y, Wang Y, Morrow-Howell N, 2021. Neighborhood and health among Chinese older adults: Beyond the urban and rural dichotomy [J]. The Gerontologist, 61 (1): 403—412.

[326] Liu X, Xiang Z, Liu C, et al., 2018. Risk factors associated with poor physical fitness in three- to six-year-old children in Tujia-Nationality Settlement of China [J]. Evidence-Based Complementary and Alternative Medicine, 11: 1—9.

[327] Llibre Rodriguez J J, Prina A M, Acosta D, et al., 2018. The prevalence and correlates of frailty in urban and rural populations in Latin America, China, and India: A 10/66 population-based survey [J]. Journal of the American Medical Directors Association, 19 (4): 287—295.

[328] Lo K Y, Wu M C, Tung S C, et al., 2017. Association of school environment and after-school physical activity with health-related physical fitness among junior high school students in Taiwan [J]. International Journal of Environmental Research Public Health, 14 (1): 1—10.

[329] Loprinzi P D, Crush E A, 2018. Source and size of social support network on sedentary behavior among older adults [J]. American journal of health promotion, 32 (1): 28—31.

[330] Lunar F R, Marquez J P, Quianzon F K, et al., 2019. Mobility performance among community-dwelling older filipinos who lived in urban and rural settings: A preliminary study [J]. Hong Kong Physiotherapy Journal, 39 (2): 91—99.

[331] Maharana B, Ladusingh L, 2021. How does the change in household age-sex composition affect out of pocket healthcare expenditure of older adults

in India? [J]. Ageing International, 16: 1—22.

[332] Mazocco L, Gonzalez M C, Barbosa-Silva T G, et al., 2018. Sarcopenia in Brazilian rural and urban elderly women: Is there any difference? [J]. Nutrition, 58: 120—124.

[333] Mendoza-Castejón D, Clemente-Suárez V J, 2020. Psychophysiological stress markers and behavioural differences between rural and city primary school students [J]. International Journal of Environmental Research and Public Health, 17 (9): 1—12.

[334] Miller G D, Beavers D P, Hamm D, et al., 2017. Nutrient intake during diet-induced weight loss and exercise interventions in a randomized trial in older overweight and obese adults [J]. Journal of Nutrition Health Aging, 21 (10): 1216—1224.

[335] Murayama H, Taguchi A, Spencer M S, et al., 2020. Efficacy of a community health worker-based intervention in improving dietary habits among community-dwelling older people: A controlled, crossover trial in Japan [J]. Health Education Behavior, 47 (1): 47—56.

[336] Nakua E K, Otupiri E, Dzomeku V. M, et al., 2015. Gender disparities of chronic musculoskeletal disorder burden in the elderly Ghanaian population: Study on global ageing and adult health (sage wave 1) [J]. BMC musculoskeletal disorders, 19 (6): 1—11.

[337] Navarrete-Villanueva D, Gómez-Cabello A, Marín-Puyalto J, et al., 2021. Frailty and physical fitness in elderly people: A systematic review and meta-analysis [J]. Sports Medicine, 51 (1): 143—160.

[338] Nevill A M, Reuter C P, Brand C, et al., 2021. Choose where you live carefully: Built environment differences in children's cardiorespiratory fitness and cardiometabolic risk [J]. Sports, 9 (2): 1—10.

[339] Nicosia N, Datar A, 2020. The impact of state policies for school-based BMI/

fitness assessments on children's BMI outcomes in rural versus urban schools: Evidence from a natural experiment [J]. Preventive Medicine, 141: 1—7.

[340] Ocampo-Chaparro J M, Reyes-Ortiz C A, Castro-Flórez X, et al., 2019. Frailty in older adults and their association with social determinants of health. The SABE Colombia study [J]. Colombia Medica, 50 (2): 89—101.

[341] Oh S L, Kim D Y, Bae J H, et al., 2020. Effects of rural community-based integrated exercise and health education programs on the mobility function of older adults with knee osteoarthritis [J]. Aging Clinical and Experimental Research, 33: 3005—3014.

[342] Okuyama K, Abe T, Hamano T, et al., 2019. Hilly neighborhoods are associated with increased risk of weight gain among older adults in rural Japan: A 3-years follow-up study [J]. International Journal of Health Geographics, 18 (1): 1—10.

[343] Omelan A, Bielinis E, Rutkowski A, et al., 2020. Body composition in older persons residing in rural and urban areas in Northeastern Poland: A comparative analysis [J]. Health Problems of Civilization, 14 (4): 266—274.

[344] Pan D, Wang S, Su M, et al., 2020. Roles of drinking and diet in the U-shaped relationship between smoking and BMI in middle-aged and elderly Chinese rural adults [J]. Scientific Reports, 10 (1): 1—11.

[345] Park S, Kim H J, Kim K, 2020. Do where the elderly live matter? Factors associated with diet quality among Korean elderly population living in urban versus rural areas [J]. Nutrients, 12 (5): 1—16.

[346] Pedrero-Chamizo R, Gómez-Cabello A, Meléndez A, et al., 2015. Higher levels of physical fitness are associated with a reduced risk of suffering sarcopenic obesity and better perceived health among the elderly. The EXERNET multi-center study [J]. The journal of nutrition, health and aging, 19 (2): 211—217.

[347] Pereira I F, Spyrides M H, Andrade Lde M, 2016. Nutritional status of elderly Brazilians: A multilevel approach [J]. Cadernos de saude publica, 32 (5): 1—12.

[348] Pérez-Sousa M ? , Del Pozo-Cruz J, Olivares P R, et al. , 2021. Role for physical fitness in the association between age and cognitive function in older adults: A mediation analysis of the SABE Colombia study [J]. International Journal of Environmental Research and Public Health, 18 (2): 1—11.

[349] Petri L, 2010. Concept analysis of interdisciplinary collaboration [J]. Nursing Forum, 45 (2): 73—82.

[350] Plotnikoff R. C, Wilczynska M, Cohen K E, et al. , 2017. Integrating smartphone technology, social support and the outdoor physical environment to improve fitness among adults at risk of, or diagnosed with, Type 2 Diabetes: Findings from the 'eCoFit' randomized controlled trial [J]. Preventive medicine, 105: 404—411.

[351] PullyblankK, Strogatz D, Folta S C, et al. , 2020. Effects of the strong hearts, healthy communities intervention on functional fitness of rural women: Functional fitness of rural women [J]. The Journal of Rural Health, 36 (1): 104—110.

[352] Puzianowska-Kunicka M, Januszkiewicz-Caulier J, Kuryowicz A, et al. , 2021. Prevalence and socioeconomic predictors of diagnosed and undiagnosed diabetes in oldest-old and younger Caucasian seniors: Results from the PolSenior study [J]. Endokrynologia Polska, 72 (3): 249—255.

[353] Recio-Rodríguez J I, Lugones-Sanchez C, Agudo-Conde C, et al. , 2019. Combined use of smartphone and smartband technology in the improvement of lifestyles in the adult population over 65 years: Study protocol for a randomized clinical trial (EVIDENT-Age study) [J]. BMC Geriatrics, 19 (1): 1—10.

[354] Regueme S C, Echeverria I, Monéger N, et al. , 2021. Protein intake,

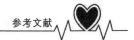

weight loss, dietary intervention, and worsening of quality of life in older patients during chemotherapy for cancer [J]. Supportive Care in Cancer, 29 (6): 687—696.

[355] Rivera-Ochoa M, Brazo-Sayavera J, Vizmanos-Lamotte B, et al., 2020. Health-related factors in rural and urban Mexican adolescents: The HELENA-MEX study [J]. International Journal of Environmental Research and Public Health, 17: 1—16.

[356] Roemmich J N, 2005. Association of liking and reinforcing value with children's physical activity [J]. Physiology and Behavior, 93: 1011—1018.

[357] Ruchiwit M, Phanphairoj K, 2021. The holistic health status of older adults in Thailand [J]. Ageing International, 7: 1—12.

[358] Sampaio A, Marques-Aleixo I, Seabra A, et al., 2020. Physical fitness in institutionalized older adults with dementia: Association with cognition, functional capacity and quality of life [J]. Aging clinical and experimental research, 32 (11): 2329—2338.

[359] Savikangas T, Törmäkangas T, Tirkkonen A, et al., 2021. The effects of a physical and cognitive training intervention vs. physical training alone on older adults' physical activity: A randomized controlled trial with extended follow-up during COVID-19 [J]. PloS one, 16 (10): 1—20.

[360] Schehl B, 2020. Outdoor activity among older adults: Exploring the role of informational internet use [J]. Educational Gerontology, 46 (1): 36—45.

[361] Seger W, 1999. Strengthering of self-responsibility as ultimate health aim [J]. Gesundheitswesen, 61 (4): 214—217.

[362] Seo A R, Kim M J, Park K S, 2020. Regional differences in the association between dietary patterns and muscle strength in Korean older adults: Data from the Korea national health and nutrition examination survey 2014—2016 [J]. Nutrients, 12 (5): 1—10.

[363] Seo Y，Kim M，Shim H，et al.，2021. Differences in the association of neighborhood environment with physical frailty between urban and rural older adults：The Korean frailty and aging cohort study（KFACS）[J]. Journal of the American Medical Directors Association，22（3）：590－597.

[364] Shahar S，Vanoh D，Ludin A F，et al.，2019. Factors associated with poor socioeconomic status among Malaysian older adults：An analysis according to urban and rural settings [J]. BMC Public Health，19（S4）：1－12.

[365] Singh K，Junnarkar M，Singh D，et al.，2020. Associations between religious/spiritual practices and well-being in Indian elderly rural women [J]. Journal of Religion and Health，59（6）：2753－2774.

[366] Snijders T，Leenders M，de Groot L C P G M，et al.，2019. Muscle mass and strength gains following 6 months of resistance type exercise training are only partly preserved within one year with autonomous exercise continuation in older adults [J]. Experimental Gerontology，121：71－78.

[367] Solomon A，Borodulin K，Ngandu T，et al.，2018. Self-rated physical fitness and estimated maximal oxygen uptake in relation to all-cause and cause-specific mortality [J]. Scandinavian journal of medicine and science in sports，28（2）：532－540.

[368] Son J，Yu Q，Seo J S，2019. Sarcopenic obesity can be negatively associated with active physical activity and adequate intake of some nutrients in Korean elderly：Findings from the korea national health and nutrition examination survey （2008—2011）[J]. Nutrition Research and Practice，13（1）：47－57.

[369] Song H，Feng D，Wang R，et al.，2019. The urban-rural disparity in the prevalence and risk factors of hypertension among the elderly in China：A cross-sectional study [J]. PeerJ，7：1－17.

[370] Sowmyashree K L，Shivalingappa B N，2018. Socio-economic and health status of elderly in rural and urban areas of Mysore District：A case study

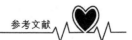

[J]. Indian Journal of Gerontology, 32 (2): 206—228

[371] Steegmann J, Bartella A K, Kloss-Brandsttter A, et al., 2020. A randomized clinical trial on the efficacy of a patient-adapted autonomous exercise regime for patients with head and neck cancer [J]. Journal of Cranio-Maxillofacial Surgery, 48 (3): 187—192.

[372] Suglia S F, Shelton R C, Hsiao A, et al., 2016. Why the neighborhood social environment is critical in obesity prevention [J]. Journal of Urban Health, 93 (1): 206—212.

[373] Supiyev A, Kossumov A, Kassenova A, et al., 2016. Diabetes prevalence, awareness and treatment and their correlates in older persons in urban and rural population in the Astana region, Kazakhstan [J]. Diabetes Research and Clinical Practice, 112: 6—12.

[374] Tanaka S, Yamagami T, Yamaguchi H, 2021. Effects of a group-based physical and cognitive intervention on social activity and quality of life for elderly people with dementia in a geriatric health service facility: A quasi-randomised controlled trial [J]. Psychogeriatrics, 21 (1): 71—79.

[375] Torres-Luque G, Hernández-García R, Ortega-Toro E, et al., 2018. The effect of place of residence on physical fitness and adherence to mediterranean diet in 3-5-year-old girls and boys: Urban vs. rural [J]. Nutrients, 10 (12): 1—11.

[376] Tungu M, Frumence G, Mwangu M, et al., 2020. Can survey data facilitate local priority setting? Experience from the Igunga and Nzega districts in Tanzania [J]. Quality of Life Research, 29 (11): 3075—3086.

[377] Uemura K, Kamitani T, Yamada M, et al., 2021. Longitudinal effects of active learning education on lifestyle behavior and physical function in older adults [J]. Journal of the American Medical Directors Association, 22 (2): 459—463.

[378] Vallerand R J, Blanchard C M, Mageau G A, et al., 2003. Les passions de l'âme: On obsessive and harmonious passion [J]. Journal of Personality and Social Psychology, 85 (4): 756—767.

[379] Van den HelderJ, Mehra S, van Dronkelaar C, et al., 2020. Blended home-based exercise and dietary protein in community ˇ welling older adults: a cluster randomized controlled trial [J]. Journal of Cachexia, Sarcopenia and Muscle, 11 (6): 1590—1602.

[380] Vanderwerker C J, Cao Y, Gregory C M, et al., 2020. Associations between doing planned exercise and probable major depressive disorder in individuals following spinal cord injury [J]. Topics in spinal cord injury rehabilitation, 26 (1): 11—20.

[381] Vanhees L, Lefevre J, Philippaerts R, et al., 2005. How to assess Physical activity? How to assess Physical fitness? [J]. European Journal of Cardiovascular Prevention and Rehabilitation, 12 (2): 102—114

[382] Veldhuijzen van Zanten Jet J C S, Fenton S A M, Rouse P C, et al., 2021. Autonomous motivation, cardiorespiratory fitness, and exercise in rheumatoid arthritis: Randomised controlled trial [J]. Psychology of Sport and Exercise, 55: 1—9.

[383] Vieira E R, Cavalcanti F A D C, Civitella F, et al., 2021. Effects of exercise and diet on body composition and physical function in older hispanics with type 2 diabetes [J]. International Journal of Environmental Research and Public Health, 18 (15): 1—10.

[384] Wallace D, Chamberlain A W, Fahmy C, 2019. Changes in neighborhood social control and disorder and their relationship to exercise behavior [J]. Environment Behavior, 51 (6): 717—748.

[385] Wang L, Chen H, Lu H, et al., 2020. The effect of transtheoretical model-lead intervention for knee osteoarthritis in older adults: A cluster

randomized trial [J]. Arthritis research therapy, 22 (1): 1—14.

[386] Warburton D E, Nicol C W, Bredin S S, 2006. Health benefits of physical activity: The evidence [J]. Canadian Medical Association Journal, 174 (6): 801—809.

[387] Ward S J, Hill A M, Buckley J D, et al., 2022. Minimal changes in telomere length after a 12-week dietary intervention with almonds in mid-age to older, overweight and obese Australians: results of a randomised clinical trial [J]. The British journal of nutrition, 127 (6): 872—884.

[388] Ware J E, Sherbourne C D, 1992. The MOS 36-item short-form health survey (SF-36. Conceptual framework and item selection [J]. Medical care, 30 (6): 473—483.

[389] Wayne P M, Gagnon M M, Macklin E A, et al., 2017. The mind body-wellness in supportive housing (mi-wish) study: Design and rationale of a cluster randomized controlled trial of tai chi in senior housing [J]. Contemporary Clinical Trials, 60: 96—104.

[390] Wee L E, Tsang Y Y T, Tay S M, et al., 2019. Perceived neighborhood environment and its association with health screening and exercise participation amongst low-Income public rental flat residents in Singapore [J]. International journal of environmental research and public health, 16 (8): 1—16.

[391] Wei S, Kong F, Li S, 2021. The effects of social support and morbidities on self-rated health among migrant elderly following children to Jinan, China [J]. Healthcare, 9 (6): 1—14.

[392] Westphal T, Rinnerthaler G, Gampenrieder S P, et al., 2018. Supervised versus autonomous exercise training in breast cancer patients: A multicenter randomized clinical trial [J]. Cancer Medicine, 7 (12): 5962—5972.

[393] Whitaker K M, Xiao Q, Pettee Gabriel K, et al., 2019. Perceived and

objective characteristics of the neighborhood environment are associated with accelerometer-measured sedentary time and physical activity, the CARDIA Study [J]. Preventive Medicine, 2019, 123: 242—249.

[394] Wilczynska M, Jansson A K, Lubans D R, et al., 2020. Physical activity intervention for rural middle-aged and older Australian adults: A pilot implementation study of the ecofit program delivered in a real-world setting [J]. Pilot and feasibility studies, 7 (1): 1—7.

[395] Yamamoto M Jo H, 2018. Perceived neighborhood walkability and physical exercise: An examination of casual communication in a social process [J]. Health and Place, 51: 28—35.

[396] Yamamoto S, Ishii D, Noguchi A, et al., 2020. A short-duration combined exercise and education program to improve physical function and social engagement in community-dwelling elderly adults [J]. International quarterly of community health education, 40 (4): 281—287.

[397] Yang Y, Min J, Chang L, et al., 2021. Prevalence trends of hypertension among 9~17 aged children and adolescents in Yunnan, 2017—2019: A serial cross-sectional surveillance survey [J]. BMC public health, 21 (1): 1—9.

[398] Ying M L, Wang S J, Bai C, et al., 2020. Rural-urban differences in health outcomes, healthcare use, and expenditures among older adults under universal health insurance in China [J]. PLoS ONE, 15 (10): 1—16.

[399] Zeng Y, Brasher M S, Gu D, et al., 2016. Older parents benefit more in health outcome from daughters' than sons' emotional care in China [J]. Journal of aging and health, 28 (8): 1426—1447.

[400] Zhang J J, Li L, Liu D, et al., 2021. Urban-rural disparities in the association between Body Mass Index and cognitive impairment in older adults: A cross-sectional study in Central China [J]. Journal of Alzheimer's Disease, 83 (4): 1741—1752

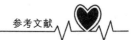

[401] Zhang J, Li D, Gao J, 2021. Health disparities between the rural and urban elderly in China: A cross-sectional study [J]. International journal of environmental research and public health, 18: 1−12.

[402] Zhang X F, Dupre M E, Qiu L, et al., 2017. Urban-rural differences in the association between access to healthcare and health outcomes among older adults in China [J]. BMC Geriatrics, 17: 1−11.

[403] Zheng Z, Chen H, 2020. Age sequences of the elderly' social network and its efficacies on well-being: an urban-rural comparison in China [J]. BMC Geriatrics, 20 (1): 1−10.

[404] Zhu Z, Tang Y, Zhuang J, et al., 2019. Physical activity, screen viewing time, and overweight/obesity among Chinese children and adolescents: An update from the 2017 physical activity and fitness in china-the youth study [J]. BMC Public Health, 19 (1): 1−8.

[405] Zlatar Z Z, Godbole S, Takemoto M, et al., 2019. Changes in moderate intensity physical activity are associated with better cognition in the multi-level intervention for physical activity in retirement communities (MIPARC) study [J]. American Journal of Geriatric Psychiatry, 27 (10): 1110−1121.

[406] Zongo P, Frayon S, Antoine-Jonville S, et al., 2017. Anthropometric characteristics and physical fitness in rural and urban 1-to 16-year-old Melanesian adolescents: A cross-sectional study in new Caledonian schools [J]. Asia-Pacific journal of public health, 29 (7): 589−598.

附 录

附 1.1 生活质量问卷

1. 总体来讲，您的健康状况是：

① 非常好　　　② 很好　　　③ 好　　　④ 一般　　　⑤ 差

2. 跟 1 年以前相比，您觉得您现在的健康状况是：

① 比 1 年前好多了　　　　　② 比 1 年前好一些

③ 跟 1 年前差不多　　　　　④ 比 1 年前差一些

⑤ 比 1 年前差多了

3. 以下这些问题都和日常活动有关。请您想一想，您的健康状况是否限制了这些活动？如果有限制，程度如何？

(1) 重体力活动，如跑步举重、参加剧烈运动等。

① 限制很大　　　　　② 有些限制　　　　　③ 毫无限制

(2) 适度的活动，如移桌子、扫地、做操等。

① 限制很大　　　　　② 有些限制　　　　　③ 毫无限制

(3) 手提或搬运日常用品，如买菜、购物等。

① 限制很大　　　　②有些限制　　　　　③毫无限制

(4) 上几层楼梯：① 限制很大　　　② 有些限制　　　③ 毫无限制

（5）上一层楼梯：① 限制很大　　② 有些限制　　③ 毫无限制

（6）弯腰、屈膝、下蹲：　　① 限制很大　　② 有些限制　　③ 毫无限制

（7）步行 1 500 米左右的路程：① 限制很大　　② 有些限制　　③ 毫无限制

（8）步行 1 000 米左右的路程：① 限制很大　　② 有些限制　　③ 毫无限制

（9）步行约 100 米的路程：　　① 限制很大　　② 有些限制　　③ 毫无限制

（10）自己洗澡、穿衣：　　① 限制很大　　② 有些限制　　③ 毫无限制

4. 在过去 1 个月里，您的工作和日常活动有没有因为身体健康的原因而出现以下这些问题？

（1）减少了工作或其他活动时间：　　① 是　　② 不是

（2）本来想要做的事情只能完成一部分：① 是　　② 不是

（3）想要干的工作或活动种类受到限制：①是　　② 不是

（4）完成工作或其他活动困难增多（比如，需要额外的努力）：

　　　　　　　　　　　　　　　① 是　　② 不是

5. 在过去 1 个月里，您的工作和日常活动有没有因为情绪的原因（如感到消沉或忧虑）而出现以下这些问题？

（1）减少了工作或其他活动时间：　　① 是　　② 不是

（2）本来想要做的事情只能完成一部分：① 是　　② 不是

（3）干事情不如平时仔细：　　① 是　　② 不是

6. 在过去 1 个月里，您的身体健康或情绪不好在多大程度上影响了您的家人朋友、邻居或集体的正常社会活动？

① 根本没有影响　　② 有很少影响　　③ 有中度影响

④ 有较大影响　　⑤ 有极大影响

7. 在过去 1 个月里，您有身体上的疼痛吗？

① 完全没有疼痛　　② 有一点微疼痛　　③ 中等疼痛

④ 严重疼痛　　⑤ 很严重疼痛

8. 在过去 1 个月里，您的身体疼痛影响了您的正常工作（包括上班工作和家务活）？

① 完全没有影响　　　② 有一点影响　　　　③ 中等影响

④ 影响很大　　　　　⑤ 影响非常大

9. 以下这些问题是关于过去 1 个月里您的感觉以及您的情况如何？

(1) 您觉得生活充实吗？

① 所有的时间　　　② 大部分时间　　　③ 比较多时间

④ 一部分时间　　　⑤ 小部分时间　　　⑥没有感觉

(2) 您容易敏感吗？

① 所有的时间　　　② 大部分时间　　　③ 比较多时间

④ 一部分时间　　　⑤ 小部分时间　　　⑥ 没有这种感觉

(3) 您感到垂头丧气，什么事情都不能使您振作起来吗？

① 所有的时间　　　② 大部分时间　　　③ 比较多时间

④ 一部分时间　　　⑤ 小部分时间　　　⑥ 没有这种感觉

(4) 您觉得心里平静吗？

① 所有的时间　　　② 大部分时间　　　③ 比较多时间

④ 一部分时间　　　⑤ 小部分时间　　　⑥ 没有这种感觉

(5) 您精力充沛吗？

① 所有的时间　　　② 大部分时间　　　③ 比较多时间

④ 一部分时间　　　⑤ 小部分时间　　　⑥ 没有这种感觉

(6) 您的情绪低落吗？

① 所有的时间　　　② 大部分时间　　　③ 比较多时间

④ 一部分时间　　　⑤ 小部分时间　　　⑥ 没有这种感觉

(7) 您觉得筋疲力尽吗？

① 所有的时间　　　② 大部分时间　　　③ 比较多时间

④ 一部分时间　　　⑤ 小部分时间　　　⑥ 没有这种感觉

(8) 您是个快乐的人吗？

① 所有的时间　　　② 大部分时间　　　③ 比较多时间

④ 一部分时间　　　⑤ 小部分时间　　　⑥ 没有这种感觉

（9）您感觉疲劳吗?

① 所有的时间　　　② 大部分时间　　　③ 比较多时间

④ 一部分时间　　　⑤ 小部分时间　　　⑥ 没有这种感觉

10. 在过去 1 个月里，您的健康或者情绪问题师范影响了您的社交活动?

① 所有的时间　　　② 大部分时间　　　③ 比较多时间

④ 一部分时间　　　⑤ 小部分时间　　　⑥没有这种感觉

11. 总体健康情况，请您对下面的每一句话，选出最符合您情况的答案

（1）我好像比别人容易生病

① 绝对正确　　　　② 大部分正确　　　③ 不能肯定

④ 一部分错误　　　⑤ 绝对错误

（2）我跟我认识的人一样健康

① 绝对正确　　　　② 大部分正确　　　③ 不能肯定

④ 一部分错误　　　⑤ 绝对错误

（3）我认为我的健康状况在变坏

① 绝对正确　　　　② 大部分正确　　　③ 不能肯定

④ 一部分错误　　　⑤ 绝对错误

（4）我的健康状况非常好

① 绝对正确　　　　② 大部分正确　　　③ 不能肯定

④ 一部分错误　　　⑤ 绝对错误

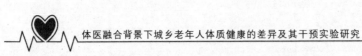

附1.2　锻炼热情问卷

序号	内　　容	完全不符合	很不符合	稍不符合	不确定	稍符合	很符合	完全符合
1	锻炼能让我有着各种经验的生活	①	②	③	④	⑤	⑥	⑦
2	在锻炼中所发现的新事物会让我更加欣赏这项锻炼	①	②	③	④	⑤	⑥	⑦
3	锻炼带给我许多难忘的生活经验	①	②	③	④	⑤	⑥	⑦
4	锻炼能反映我自己的品位	①	②	③	④	⑤	⑥	⑦
5	锻炼与我生活中的其他活动相互协调	①	②	③	④	⑤	⑥	⑦
6	对我而言，锻炼的热情是我还能控制的	①	②	③	④	⑤	⑥	⑦
7	我能完全控制锻炼的热情	①	②	③	④	⑤	⑥	⑦
8	我的生活不能没有这项锻炼	①	②	③	④	⑤	⑥	⑦
9	参与锻炼的欲望是很强烈的，我会忍不住要去参与	①	②	③	④	⑤	⑥	⑦
10	我不敢想象我的生活没有这项锻炼	①	②	③	④	⑤	⑥	⑦
11	我的情绪会更受到锻炼的影响	①	②	③	④	⑤	⑥	⑦
12	如果硬要限制自己不去参与锻炼， 我会在这段时间内感到不舒服	①	②	③	④	⑤	⑥	⑦
13	我对于锻炼似乎有了迷恋的感觉	①	②	③	④	⑤	⑥	⑦
14	我的心情会随着自己能不能参与锻炼而有所变化	①	②	③	④	⑤	⑥	⑦

附 1.3 体育锻炼行为量表

1. 过去的一个月里平均每周，您进行体育锻炼的活动通常是：

① 轻微的运动（如散步、做广播操、打门球等）

② 小强度的不太激烈的运动（如消遣娱乐性的打排球、乒乓球、打太极拳等）

③ 中等强度的较激烈的持久运动（如骑自行车、跑步、打乒乓球等）

④ 呼吸急促、出汗很多、大强度的，但并不持久的运动（如打羽毛球、排球、篮球、网球、足球等）

⑤ 呼吸急促、出汗很多的大强度的，且持续很久的运动（如赛跑、成套健美操或游泳等）

2. 您进行上述体育活动时每次坚持的时间是：

① 10 分钟以下   ② 11 至 20 分钟   ③ 21 分钟至 30 分钟

④ 31 分钟至 59 分钟   ⑤ 超过一个小时

3. 过去的一个月里，你进行以上体育锻炼的次数是：

① 一个月一次以下   ② 一个月 2 次到 3 次   ③ 每周 1 至 2 次

④ 每周 3 至 5 次   ⑤ 大约每天活动 1 次